Stundenkonzepte für Menschen mit Demenz in der Pflege

Helga Schloffer
Irene Gabriel
Ellen Prang

Stundenkonzepte für Menschen mit Demenz in der Pflege

Werteorientierte Gruppenarbeit – Validierende Aktivierung©

2., aktualisierte und erweiterte Auflage

Mit 61 Abbildungen

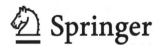 Springer

Helga Schloffer
Klinisch-psychologische
Praxis-Demenzservice
Graz
Österreich

Ellen Prang
Garbsen
Deutschland

Irene Gabriel
Salzburg
Österreich

ISBN 978-3-662-52760-3   ISBN 978-3-662-52761-0   (ebook)
DOI 10.1007/978-3-662-52761-0

Die Deutsche Nationalbibliothek verzeichnet diese Publikation in der Deutschen Nationalbibliografie;
detaillierte bibliografische Daten sind im Internet über http://dnb.d-nb.de abrufbar.

Umschlaggestaltung: deblik Berlin
Fotonachweis Umschlag: © Helga Schloffer

Gedruckt auf säurefreiem und chlorfrei gebleichtem Papier

Springer ist Teil von Springer Nature
Die eingetragene Gesellschaft ist Springer-Verlag GmbH Germany
Die Anschrift der Gesellschaft ist: Heidelberger Platz 3, 14197 Berlin, Germany

Geleitwort von Antonia Croy

In Österreich leben derzeit ca. 120.000 Menschen mit einer demenziellen Erkrankung. Eine solche Erkrankung bedeutet nicht nur für die Betroffenen selbst, sondern auch für die Menschen, die sie betreuen, eine große Herausforderung.

Da die Möglichkeit einer wirksamen Behandlung mit Medikamenten in nächster Zukunft nicht zu erwarten ist, gewinnen alternative Ansätze in Therapie und Betreuung zunehmend an Bedeutung. Nichtmedikamentöse Therapien und möglichst vielseitige Beschäftigungsangebote im Alltag sind zu einem wichtigen Teil der Behandlung für Menschen mit Demenz geworden. Sie wirken sich positiv auf Verhalten, Stimmung und Befinden aus und helfen mit, die Autonomie zu stärken und Fähigkeiten länger zu erhalten. Die in diesem Buch beschriebene „Validierende Aktivierung" orientiert sich an der Lebensgeschichte, den persönlichen Vorlieben und individuellen Möglichkeiten der betroffenen Menschen. Sie fördert in spielerischer Form Gedächtnis und Erinnerungsvermögen. So können die Betroffenen Zuwendung und eine Wertschätzung ihrer Person erfahren und sich so wieder zugehörig und als Teil einer Gemeinschaft zu fühlen.

Das vorliegende Buch gibt in sehr einfühlsamer Form vielseitige und praxisbezogene Anregungen zur Unterstützung der täglichen Arbeit von Betreuungspersonen und Therapeutinnen. Ich hoffe, dass viele Personen diese Anregungen aufgreifen und dass die Umsetzung der dargestellten Methode der „Validierenden Aktivierung", die den persönlichen und würdevollen Umgang mit Menschen mit Demenz in den Mittelpunkt stellt, vielen Betroffenen zugutekommt.

Antonia Croy
Präsidentin „Alzheimer Austria"

Geleitwort von Hans Markowitsch

Demenzen stellen eine der größten Bedrohungen unserer Zivilisation dar. Bei der fortschreitend höher werdenden Lebenserwartung, die weit über der liegt, die uns als mittelgroße und mittelschwere Säugetierspezies innerhalb des Tierreichs „zusteht", kommt es zu einem exponentiellen Anstieg alterskorrelierter Krankheiten. Demenzen finden sich bei weniger als 5 % der unter 65-Jährigen, aber bei rund einem Drittel der über 85-Jährigen. Da es bislang keine effektiven Heilungsmöglichkeiten für die allermeisten demenziellen Krankheitsbilder gibt, kommen der Prävention und der begleitenden Behandlung zur Verzögerung des kognitiven Abbaus herausragende Bedeutungen zu. Weit mehr noch als pharmakotherapeutische Interventionen können kognitiv-behaviorale Verfahren Leid und geistigem Abbau entgegenwirken. Hier setzt das Buch von Ellen Prang, Dr. Helga Schloffer und Irene Gabriel – drei Expertinnen, die sich ihrem Wissen und ihren Kenntnissen ideal ergänzen – in besonders vielversprechender Art und Weise an.

Es werden theoretische Grundlagen von Demenzen aufgeführt, wobei die Autorinnen hier einen sehr eigenen und eigenständigen Blickwinkel wählen, der nicht nur die bekannten Gedächtnisstörungen herausstreicht, sondern den Menschen in seiner Ganzheitlichkeit betrachtet. Dieser integrative Zugang wird dann auch für die vorgeschlagenen Trainingsmöglichkeiten gewählt. Die Trainingseinheiten bestehen aus gut gelungenen, kreativen und doch einfach umzusetzenden Kombinationen von materiellen, geistigen und bildlichen Materialien, die die Aktivierung beider Hirnhälften fördern. Instruktionen sehen vor, dass der (demente) Mensch mit seinen (teilweise) eingeschränkten Ressourcen im Vordergrund steht und der Trainingsablauf sich seinen Fähigkeiten und Möglichkeiten anpasst.

Ich wünsche dem Werk die weite Verbreitung, die es verdient, und gratuliere den Autorinnen dazu, dieses Unternehmen in einzigartig gelungener Weise umgesetzt zu haben.

Hans J. Markowitsch
Bielefeld im Dezember 2013

Geleitwort von Walter J. Perrig

Die drei Autorinnen Ellen Prang, Helga Schoffer und Irene Gabriel werden mit ihrem Buch vieles und viele im positivsten Sinne bewegen können. Das Buch richtet sich in erster Linie an Betreuende von Demenzkranken. Im Zentrum stehen praktische Themenkomplexe wie Kindheit, Schule, soziale Beziehungen, mit denen die Arbeit in Gruppenstunden organisiert werden können. Der Verlauf der Übungen und die dazu verwendeten Materialien sind übersichtlich und klar beschrieben und in gut nachvollziehbarer Weise auf das Konzept und die Ziele der Autorinnen bezogen. Gerade dieses Merkmal wird es Betreuenden erlauben, je nach Patientengruppe Übungen anzupassen oder auch eigene Übungen zu kreieren. Der Zugang der Autorinnen ist getragen von großer Menschlichkeit, von Einfühlungsvermögen und Wertschätzung der erkrankten Person gegenüber. Damit verbunden sind eine große Fachkompetenz und langjährige Erfahrung in der Arbeit mit Demenzpatienten.

Entscheidend wird nun sein, dass diese „wertorientierende Gruppenarbeit" mit „Validierender Aktivierung", wie die Autorinnen die Arbeitsmethode bezeichnen, die Lebensqualität der Demenzkranken auch wirklich verbessern kann. Nach dem Gestaltpsychologen Max Wertheimer fühlt der gesunde Menschenverstand, ob eine Lösung der wahren Struktur eines Problems entspricht und damit eine gute Lösung darstellt. Ich bin überzeugt, dass bei den Lesern und Leserinnen dieses Buches dieses Gefühl unmittelbar entstehen wird. Auch aus gedächtnistheoretischer Sicht gibt es gute Argumente, warum mit dieser Methode erfolgreich gearbeitet werden kann. Mit den vorgegebenen Themen und Gegenständen wird die Realisierung von Gedächtnis im Handeln ermöglicht, ein ausgezeichneter Weg zu den noch verfügbaren Ressourcen der Demenzkranken. Vergessenes und Emotionen werden durch Anreizmaterialien aktiviert und Erfahrungen und Wissen implizit genutzt. Durch den umfassenden Einbezug der Person und deren Kontext werden menschlich wertvolle Kommunikation und psychosoziales therapeutisches Handeln ermöglicht. Es können damit auch Erfahrungsspuren über den aktuellen Moment hinaus im Gedächtnis der Demenzkranken überdauern und für die spätere Nutzung verfügbar gehalten werden.

Es bleibt zu wünschen, dass auch Grundlagenforscher im Bereich der kognitiven Psychologie und der kognitiven Neurowissenschaft dazu bewegt werden können, einen Blick in dieses Buch zu werfen. Sie könnten prüfen, wie die darin enthaltenen Übungen, welche aus der reichen Praxiserfahrung der drei Autorinnen entstanden sind, mit Interventionen ergänzt werden könnten, die sich direkt aus dem Verständnis über das Funktionieren des menschlichen Gedächtnisses ableiten. Leider sind solche anwendungserprobten Beiträge aus diesen Disziplinen immer noch äußerst selten.

So bekommt dieses Buch meine allerhöchste Wertschätzung und Anerkennung. Ich danke und gratuliere den Autorinnen für die geleistete Arbeit und hoffe auf eine erfolgreiche Verbreitung des Buches.

Walter J. Perrig
Bern im Dezember 2013

Vorwort

Wie dieses Buch entstanden ist

„Dass ich Demenz habe, ändert nichts daran, dass ich ein Mensch bin." Diese Aussage von Richard Taylor, der selbst von einer beginnenden Demenz betroffen ist, steht als Motto für das Konzept der „Validierenden Aktivierung". Es soll dem Betreuenden ermöglicht werden, den Menschen mit Demenz als Person wahrzunehmen – mit seiner Lebensgeschichte, seinen gegenwärtigen Ressourcen und Emotionen um ihn individuell zu betreuen und zu „bewegen".

Ganz spezifische Methoden – Biografiearbeit, Ressourcenorientierte Aktivierung und Validation – werden zusammengeführt und in einer Stunde gemeinsam und dennoch sehr differenziert angewandt.

Bei der Reise in die Vergangenheit kommt die Rede meist ohne weiteres Zutun auf bestimmte Lebensthemen bzw. Bedürfnisse, die noch gegenwärtig bestehen. An diesem Punkt der Gruppenarbeit kann mit den Techniken der Validation eine vertiefte Bearbeitung erreicht werden: Lebenswerte, die zur Identität der Teilnehmenden gehören, werden zusätzlich angesprochen und wertgeschätzt.

Vertraute Erinnerungsanker sind die „Türöffner" in die Welt der Menschen mit Demenz. Die Bearbeitung von biografischen Ereignissen und die Förderung der Kompetenzen unterstützen das Selbstbewusstsein, die Wertschätzung der Lebenswerte stärkt die Identität.

In der Validierenden Aktivierung (▶ Kap. 2) wird eine Atmosphäre geschaffen, eine geschützte Nische zur Verfügung gestellt und gestaltet, in der Menschen mit Demenz aktiv sein können in ihrer besonderen Art und Weise; wertfrei, ohne Ansprüche, als ganze Person wahrgenommen. Die Förderung der Ressourcen wird zwar mit eingeplant, aber nur, wenn es sich ergibt und die Teilnehmenden bereit sind.

Die Stundenbilder berühren Lebensthemen wie Arbeit, Leistung, soziale Beziehungen, Freizeit, Feste, aber auch Glaube und religiöse Bräuche. Fotos dokumentieren, wie die Einheiten umgesetzt wurden, es sind also praxiserprobte Konzepte. Die Validierende Aktivierung eignet sich auch als Vorbereitung bzw. „Nachlese" für alltagspraktische Tätigkeiten oder Feste in den Institutionen.

Es werden keine Übungsblätter, Therapiematerialien u.Ä. verwendet, sondern vertraute Utensilien aus Alltag und Natur – in keiner Einheit dürfen Gegenstände zum „Begreifen" fehlen, so profitieren auch Menschen mit fortgeschrittener Demenz und Sehbehinderungen. Bewegung entsteht durch anregende Musik und/oder Hantieren mit dem bekannten Material, sie wird nicht mit Instruktionen angeleitet, sondern bedient sich der Schätze des prozeduralen Gedächtnisses.

Ziele der Validierenden Aktivierung
- Die Stärkung des Person-Seins/der Identität
- Befriedigung von sozialen und emotionalen Bedürfnissen
- Befriedigung von Bedürfnissen wie Wertschätzung, Anerkennung und Autonomie
- Stärkung der vorhandenen Ressourcen
- Aufarbeitung und Integration von Lebensereignissen
- Steigerung des Wohlbefindens und Lebensqualität
- Verzögerung des Fortschreitens der Demenz

Der zeitliche Aufwand zur Vorbereitung ist überschaubar, folgen doch die Stunden einem bestimmten Muster; daher kann sie auch in Institutionen angewandt werden, in denen zeitliche und personelle Ressourcen begrenzt sind. Sie vereint die Vorteile von drei bewährten Methoden und kann so eine glückliche Spanne Zeit für alle Beteiligten ermöglichen.

Bedanken möchten wir uns auch an dieser Stelle bei unseren Bewohnern, den Männern und Frauen, die Woche für Woche an unseren Aktivierungsstunden teilnehmen und es uns erst ermöglicht haben, unsere Vorstellungen und Ideen in die Tat umzusetzen. Sie waren es auch, die unsere Stunden weiterentwickelt und unseren Gedanken ein Gesicht und eine Form gegeben haben.

Allen Lesern und Leserinnen wünschen wir neue Erkenntnisse und viel Spaß und Erfolg bei der Durchführung der Stunden. Unser Dank gilt auch Eveline Repinc-Neubauer, die uns fotografisch unterstützt hat.

Hinweis: Im Theorieteil werden die klinischen Grundlagen der Demenz anhand der üblichen Einteilung in drei Stadien zusammengefasst, im weiteren Verlauf des Buches werden die vier Phasen nach Naomi Feil zur Einstufung der Alzheimer-Demenz herangezogen.

Wir verwenden die weibliche Form „Gruppenleiterin", da die Frauen in Pflege und Betreuung in der Mehrzahl sind, hoffen aber sehr, dass sich auch die männlichen Kollegen angesprochen fühlen.

Unserer Kollegin und Freundin Irene Gabriel, die im März 2016 viel zu früh von uns gegangen ist, danken wir an dieser Stelle für ihre wertvolle Arbeit und ihre tatkräftige Unterstützung – ohne sie wäre dieses Buch nicht entstanden.

Helga Schloffer, Ellen Prang
Graz und Garbsen, im Sommer 2016

Inhaltsverzeichnis

III   Stundenkonzepte – Vom Wissen zum Handeln

Theorie

Demenz und Validierende Aktivierung

Ellen Prang, Irene Gabriel, Helga Schloffer

© Springer-Verlag Berlin Heidelberg 2017
H. Schloffer, I. Gabriel, E. Prang, *Stundenkonzepte für Menschen mit Demenz in der Pflege*,
DOI 10.1007/978-3-662-52761-0_1

1

1.1   Grundlagen der Demenz

Ellen Prang

Jeder Mensch möchte im Alter möglichst gesund im Kreise seiner Lieben zu Hause verbringen und selbstständig und autonom leben. Die Diagnose „Demenz" verhindert die Verwirklichung dieser Vorstellung. Medikamente können die Erkrankung manchmal hinauszögern, aber nicht heilen. Der Betroffene kann die Alltagsanforderungen im Verlauf der Erkrankung nicht mehr bewältigen, er verliert seine Selbstbestimmung und wird abhängig von Angehörigen oder muss in eine Pflegeeinrichtung umziehen.

Neben der subjektiven Bedeutung ist auch die gesellschaftliche und ökonomische Seite relevant. Die Kosten der Pflege der Demenzkranken belasten das Gesundheitssystem erheblich. Berechnungen für verschiedene Industrieländer zeigen, dass rund 40 % der Demenzkranken in Institutionen betreut werden. Demenz ist mit Abstand der wichtigste Grund der Heimaufnahme. Nicht selten beträgt der Anteil der demenziell erkrankten Heimbewohner um 70 %.

Speziell für diese Zielgruppe wurde die Methode der Validierenden Aktivierung entwickelt. Im Folgenden werden die verschiedenen Formen der Demenz, mit dem Fokus auf Morbus Alzheimer, näher erläutert. Das Wissen erleichtert den Zugang zu den Betroffenen und ermöglicht es, das Verhalten und Erleben nachzufühlen. Es ist dann eher möglich, auf ihre Bedürfnisse einzugehen und angemessen und empathisch auf das Verhalten zu reagieren. Denn in erster Linie geht es darum, dass sich die Gruppenleiterin an die dementen Menschen anpassen muss – und nicht umgekehrt. Die Umsetzung der Stundenkonzepte gelingt durch das Vorwissen professioneller und kreativer. Und dieses Wissen mindert zudem einen möglichen Praxisschock, wenn die Leiterin in der Praxis manchmal an ihre Grenzen stößt. Komplikationen können besser eingeordnet werden. Damit steigt die Zufriedenheit, wird psychischer Stress minimiert und die Betreuerin entlastet.

Demenz ist eine neurodegenerative Erkrankung, gekennzeichnet vom allmählichen Absterben der Nervenzellen (Neuronen) und Synapsen, den Kontaktstellen zwischen den Neuronen. Kognitiver Leistungsabfall, wie schleichender Gedächtnisschwund, vermindertes Lernvermögen und Störungen im Denken, Verwirrtheit und Desorientierung sind die Folge. Alltagskompetenzen gehen nach und nach verloren. Persönlichkeits- und Verhaltensänderungen treten immer häufiger auf. Bestehen diese Krankheitsanzeichen länger als sechs Monate, spricht man von einer Demenz.

Die Statistiken über Demenzerkrankungen nennen unterschiedliche Zahlen, da einige Studien auch leichte Demenzstadien einbeziehen. Schätzungsweise sind weltweit 35–40 Millionen Menschen an Demenz erkrankt, und jedes Jahr kommen etwa 7,7 Millionen Neuerkrankungen hinzu, denn die Bevölkerung wird immer älter. Mit der Zunahme der Lebenserwartung steigt die Wahrscheinlichkeit, dass eine Demenz auftritt. In Deutschland leben mehr als 1 Million, in Österreich mehr als 130.000 und in der Schweiz schätzungsweise 120.000 Menschen mit Demenz.

In Europa beträgt der durchschnittliche Krankenbestand bei den bis 74-Jährigen 3,5 %, dann nimmt die Prävalenz zügig zu. Bei der Altersgruppe der 80- bis 84-Jährigen sind bereits 15,7 % und bei den über 90-Jährigen fast 40 % betroffen. Bezogen auf die 65-Jährigen und Älteren, sind Frauen mehr als doppelt so häufig betroffen als Männer, während bei den vaskulären Demenzen kaum Geschlechtsunterschiede festzustellen sind (Deutsche Alzheimer Gesellschaft 2015). Der Krankheitsverlauf variiert stark und beträgt durchschnittlich 4,7–8,1 Jahre für die Alzheimer-Demenz. Allgemein ist die verbleibende Lebenserwartung der Frauen höher als die der Männer (Robert Koch-Institut 2005).

Der Lebensstil kann einen bedeutenden Einfluss auf die Anzahl der Neuerkrankungen haben. Zwar liegen noch keine gesicherten Erkenntnisse vor, doch gelingt es, durch gesundheitsfördernde Interventionen das Demenzrisiko zu begrenzen. Zu diesen Maßnahmen gehören mehr Bewegung und das Bekämpfen des Übergewichts im mittleren Alter, die Reduktion des Tabakkonsums, die bessere Erkennung und Behandlung des Bluthochdrucks, des Diabetes und kardiovaskulärer Erkrankungen. Neuere Studienergebnisse weisen zudem darauf hin, dass ein höherer Bildungsstand sowie die kognitive Aktivität im Alter das Erkrankungsrisiko vermindern können (Luck u. Riedel-Heller 2016). Folglich ist Demenz kein schicksalhaftes Phänomen, sondern kann durch eine Vielzahl von Maßnahmen zwar nicht verhindert, jedoch verzögert werden (Welt-Alzheimerbericht 2014). Wichtig ist allerdings, dass möglichst alle Risikofaktoren durch einen gesunden Lebensstil und sachgerechte Präventionen weitgehend minimiert werden, denn bedeutsam sind auch die Wechselwirkungen zwischen den einzelnen Risikofaktoren. Gelingt eine reduzierte Prävalenz der Risikofaktoren, erkranken weniger Menschen an Demenz, und die o.g. statistischen Prognosen könnten erheblich günstiger ausfallen.

Schon allein der Eintritt der Krankheit zu einem späteren Zeitpunkt im Leben würde jedem Einzelnen noch aktive zufriedene Jahre schenken und die Gesellschaft finanziell entlasten.

1

1.1.1 Arten der Demenz

Die neurologische Forschung und Wissenschaft kennt mindestens 50 Arten der Demenz. Hier werden die fünf wichtigsten Formen komprimiert beschrieben.

▪▪ Sekundäre Demenz (ca. 10–15 %)

Diese Art wird durch andere Krankheiten wie beispielsweise Tumoren, Stoffwechselstörungen oder auch Flüssigkeitsmangel, Medikamente oder Traumata verursacht.

Diese Demenz ist heilbar, wenn die Grundursache erfolgreich behandelt werden kann.

▪▪ Vaskuläre und Multi-Infarkt-Demenz (ca. 15–20 %)

Diese Art entsteht infolge von Durchblutungsstörungen im Gehirn. Durch die Unterversorgung mit Sauerstoff sterben Neuronen und Synapsen ab. Eine Form der vaskulären Demenz ist die Multi-Infarkt-Demenz. Durch wiederholte kleine Infarkte in den Kapillargefäßen kommt es zum Absterben von Gehirngewebe. Auch führen Bluthochdruck, Diabetes mellitus und Herz-Kreislauf-Erkrankungen, einschließlich Schlaganfall, zu einem erhöhten Risiko vaskulärer Erkrankungen im Gehirn.

▪▪ Alzheimer-Krankheit (über 60 %)

Die Demenz vom Alzheimer-Typ, benannt nach ihrem Entdecker Alois Alzheimer, ist eine degenerative Krankheit des Gehirns. Nervenzellen werden nach und nach irreversibel zerstört. Damit verbunden ist eine Schrumpfung des Gehirns (Hirnatrophie). Unterschiedliche Ursachen werden kontrovers diskutiert. In erster Linie sind es krankhafte Eiweißablagerungen (Amyloid-ß-Proteine) und/oder Neurofibrillen (Tau-Proteine), die für den Prozess verantwortlich gemacht werden. Welche Rolle Entzündungen in Verbindung mit freien Radikalen und oxidativem Stress bei der Pathologie von Alzheimer-Demenz spielen, wird neuerdings erforscht (Assem-Hilger u. Pirker 2010). Auffällig sind ein Defizit an Acetylcholin – einem Botenstoff (Neurotransmitter), der vor allem für die Informationsübertragung von Gedächtnis- und Lerninhalten zuständig ist – und eine niedrige Stoffwechselaktivität des Schläfenlappens.

▪▪ Demenz mit Lewy-Körperchen (ca. 5–10 %)

Der Verlust der Neuronen wird durch abnorme Verdichtungen von Hirnzellen verursacht. Auslöser sind Lewy-Körperchen in den tiefen Schichten des Gehirns. Namensgeber ist Friedrich H. Lewy, ein Mitarbeiter Alois Alzheimers, der 1912 die rundlichen Körper bei einem

Parkinson-Patienten entdeckte. Mindestens 40 % aller Personen mit Morbus Parkinson leiden an dieser besonderen Demenzform, die erblich bedingt sein kann.

Die Symptome unterscheiden sich von der Alzheimer-Krankheit. Charakteristisch sind unkontrollierte und verlangsamte Bewegungsabläufe, die zu Stürzen führen können, Störungen der Aufmerksamkeit und starke Schwankungen der kognitiven Kompetenz. Lebhafte, wiederkehrende Halluzinationen verringern den Bezug zur Realität und erzeugen wirre Gedanken.

■ ■ Frontotemporale Demenz (ca. 5 %)

Bei der Krankheit kommt es zum Verlust von Nervenzellen im Stirnhirn und im vorderen Teil des Schläfenlappens. Neben anderen Ursachen können die kugelförmigen, angeschwollenen Pick-Körper den Prozess auslösen. Sie wurden nach ihrem Entdecker, dem Prager Neurologen Arnold Pick benannt. Manchmal ist diese Demenz erblich bedingt und tritt nicht selten vor dem 65. Lebensjahr auf. Ist in erster Linie das Stirnhirn betroffen, entstehen ausgeprägte Verhaltensauffälligkeiten und Persönlichkeitsveränderungen, während die zeitliche und örtliche Orientierung und das Gedächtnis noch lange intakt bleiben. Den Patienten mangelt es an Krankheitseinsicht, sind oft hemmungslos, egozentrisch und zeigen Maßlosigkeit beim Essen und Trinken. Die Empathie gegenüber Mitmenschen nimmt ab. Takt- und Rücksichtslosigkeit, Missachtung von Umgangsformen sowie Apathie und Antriebslosigkeit erschweren den Umgang mit den Betroffenen. Sind hingegen Schädigungen des Schläfenlappens festzustellen, führen diese zu Wortfindungsstörungen und fehlerhafter Grammatik. Auch verlieren manche Patienten das Wissen um die Bedeutung von Wörtern (nicht-flüssige progrediente Aphasie und semantische Demenz).

Häufig liegen Mischformen vor. Die Diagnose erfolgt hauptsächlich mittels medizinischer und psychologischer Testverfahren sowie Computertomographie (CT) und Magnetresonanztomographie (MRT). Welche Form vorliegt, ist aber erst sicher durch eine neuropathologische Untersuchung des Gehirns nach dem Tod des Erkrankten feststellbar.

1.1.2 Stadien der Demenz

Die Alzheimer-Krankheit verläuft bei jedem Betroffenen unterschiedlich und wird in Stadien beschrieben. Eine differenzierte Unterteilung bieten Reisberg et al. (1982) mit der klinischen Skala zur Einschätzung des Schweregrades der Alzheimer-Krankheit, der

GDS (Global Deterioration Scale) mit sieben Stadien. Üblicherweise wird aber in der Praxis zwischen drei Schweregraden unterschieden: frühes, mittleres und spätes Stadium.

■ ■ Frühes Stadium

Die Alzheimer-Krankheit beginnt schleichend, es treten Gedächtnislücken (insbesondere das Kurzzeitgedächtnis ist betroffen), Stimmungsschwankungen und leichte Sprachschwierigkeiten auf. Es fehlen bestimmte Worte, dadurch verliert die Sprache an Präzision. Häufig werden Füllwörter wie „Du weißt schon" gebraucht, und es wird konfabuliert, d. h., es wird mit erfundenen Geschichten weitererzählt, damit die Gedächtnislücke nicht auffällt. Anspruchsvolle Tätigkeiten können nicht mehr ausgeübt werden, denn Konzentration, Lernfähigkeit und das logische Denken lassen nach. Häufig werden Dinge verlegt, und andere werden für das Fehlen verantwortlich gemacht. Das ständige Suchen und „Herumkramen", verbunden mit Unruhezuständen, kennzeichnen diese frühe Phase. Fragen wiederholen sich, Vereinbarungen werden nicht selten vergessen. Auch erste Orientierungsstörungen sind zu beobachten. Depressive Verstimmungen erschweren die differenzialdiagnostische Abgrenzung zu einer Depression (Assem-Hilger u. Pirker 2010). In diesem Stadium bemerken die Betroffenen erste Veränderungen und reagieren manchmal mit Angst, Wut und Niedergeschlagenheit. Sie verschließen sich mehr und mehr gegenüber Neuem, da das episodische Neugedächtnis, das neue Gedächtnisinhalte speichert, beeinträchtigt ist. In ihrem bekannten Tagesrhythmus in vertrauter Umgebung finden sie sich noch relativ gut zurecht.

■ ■ Mittleres Stadium

Die Anfangssymptome prägen sich in diesem Stadium stärker aus. Insbesondere der Verlust kognitiver Leistungsfähigkeit führt zur Unselbständigkeit. Der Betroffene ist mehr und mehr auf fremde Hilfe in vielen Aktivitäten des täglichen Lebens angewiesen. Häufig können nun auch Erlebnisse weit zurückliegender Ereignisse nicht mehr erinnert werden. Wiederholungen und unklare Erzählungen nehmen zu. Unruhe, Störungen des Tag-Nacht-Rhythmus und die verminderte Beherrschung von Gefühlsreaktionen (z. B. Trauer, Wut, Angst) können auftreten. Die Orientierungslosigkeit macht sich zunehmend bemerkbar durch das Nicht-Wiedererkennen von Personen und Orten. Situationen können nicht mehr richtig eingeschätzt werden, und zeitliche Dimensionen geraten durcheinander. Beeinträchtigungen im Sozialverhalten erschweren den Umgang und können zu Konflikten führen.

■ ■ **Spätes Stadium**

In diesem Stadium ist die Demenz so weit fortgeschritten, dass durch den Verlust der Neuronen und Synapsen auch die körperlichen Funktionen betroffen sind, z. B. Blasen- und Darmfunktion. Schluckbeschwerden können auftreten und vereinzelt auch Krampfanfälle. Es kommt nicht selten zu Stürzen, da die Bewegung nicht mehr koordiniert werden kann. Wenn auch die motorischen und kognitiven Fähigkeiten verloren gehen, so können trotzdem eigene Gefühle wahrgenommen und nonverbal geäußert werden, z. B. durch Weinen, Lachen oder Mimik.

Der Demente im Spätstadium kann ohne Pflege und Betreuung rund um die Uhr nicht mehr leben.

1.1.3 Perspektiven

Gegenwärtig sind für die Therapie von Alzheimer-Demenz lediglich Medikamente zur Verzögerung der Progression verfügbar. Da die konkrete Ursache der Alzheimer-Demenz noch nicht zuverlässig gefunden wurde, wird es auch in absehbarer Zeit kein geeignetes Medikament zur Heilung der Krankheit auf dem Markt geben. Somit müssen immer mehr Menschen mit Demenz professionell betreut werden.

Mit dem Modell der Validierenden Aktivierung wird den Fachkräften in der Pflege eine geeignete Methode an die Hand gegeben, wie sie Betroffene erreichen und fördern können, um ihre Lebensqualität und das Wohlbefinden zu steigern.

1.2 Validation® – Schwerpunkt Gruppenarbeit

Irene Gabriel

Validation bedeutet die Realität des Menschen mit Demenz „für gültig" zu erklären (*valere*, lat. = wert sein). Es ist eine Kommunikationsmethode, um Betroffene besser zu verstehen und mit ihnen in Kontakt zu treten.

Validationsanwender begegnen dem Menschen mit Demenz auf der Gefühlsebene und holen ihn dort ab, wo er gerade ist. Sie erkennen ihn an, seine Gefühle, sein Recht auf seine persönliche Wirklichkeit und versuchen niemals, ihm „den Kopf zurechtzurücken". Ganz im Gegenteil: Sie begleiten ihn einfühlsam in seine Welt. Auf diese Weise gelingt es allmählich, Menschen, deren Hirnleistungsfähigkeit bereits eingeschränkt ist, aus ihrer Einsamkeit zu befreien. Sie können nie mehr wieder „wie du und ich" werden, aber sie gewinnen

> „In den Schuhen des anderen reisen bedeutet, eine neue Welt zu entdecken."

mit der Zeit ihre Selbstsicherheit, ihre Lebensfreude und die Würde, die ihnen eine verständnis- und respektlose Umwelt genommen hatte, zurück. Die Aufgabe der Betreuenden besteht darin, betroffenen Menschen dabei zu helfen, „ihre Ziele, nicht unsere, zu verwirklichen" (Kojer 2003, S. 121).

Als Naomi Feil, die Begründerin der Validationsmethode,1963 begann, mit sehr alten desorientierten Menschen zu arbeiten, erkannte sie mit der Zeit, dass diese Menschen einen anderen Umgang benötigten, als orientierte alte Menschen. Basierend auf der Theorie der Lebensaufgaben bzw. Entwicklungsstadien nach Erik H. Erikson trachten diese Menschen danach, in der letzten Phase ihres Lebens ihre nichterledigten Aufgaben zu lösen. „Der Versuch, unerledigte Lebensaufgaben zu lösen, ist einer der Hauptursachen für das bizarre Verhalten mangelhaft orientierter und desorientierter alter Menschen." (Feil u. de Klerk-Rubin 2010, S. 24)

▪▪ 1. Phase – frühes Stadium

Für Menschen in der ersten Phase (frühes Stadium), der so genannten Phase der Mangelhaften Orientierung, sind Sprache, Verstand und rationales Denken wichtig; Gefühle werden verleugnet, Emotionen werden versteckt geäußert. Sie haben Angst, die Kontrolle über ihre Körperfunktionen und ihre geistigen Funktionen zu verlieren, daher halten sie an vertrauten Methoden fest, um mit Anforderungen fertig zu werden. Sie versuchen weiter, Kontrolle auszuüben, und leugnen ihre Defizite. Wenn sie bei einer Gedächtnislücke ertappt werden, sind sie beschämt und versuchen dieses Defizit zu verstecken (konfabulieren) bzw. andere zu beschuldigen. Sie halten eine persönliche Sphäre, einen Art Sicherheitsabstand zu anderen Menschen, daher sind auch Berührungen und Nähe (ausgenommen von sehr vertrauten Menschen) nicht erwünscht (Feil u. de Klerk Rubin 2010).

Kommunikation

▪ W-Fragen

W-Fragen (Wer?, Was?, Wie oft?, Wann?, Wie? etc.) beziehen sich auf sachliche Informationen und regen an, das Gespräch fortzusetzen – die Menschen fühlen sich ernst genommen. Wichtig sind respektvolle Gesten, ein angemessener Tonfall und passender Abstand. Berührungen sind zu vermeiden. Durch Verwendung von nicht wertenden, eindeutigen Wörtern, die eine Tatsache beschreiben, wird Vertrauen aufgebaut.

„Warum" kann meist nicht rational beantwortet werden, da keine (Krankheits-)Einsicht besteht bzw. die Veränderungen nicht akzeptiert werden. Warum-Fragen sind deshalb nicht geeignet.

Durch Fragen nach vergangenen Zeiten erinnern sich Menschen mit Demenz, was für sie damals schön und wichtig war. Wenn es sich ergibt, kann diese Technik auch gleich kombiniert werden mit Bewältigungsmechanismen von früher.

■ **Bewältigungsmechanismen von früher finden**

Hier wird nachgehakt, wie der Betroffene schwierige Situationen in der Vergangenheit gemeistert hat und ob diese Strategien auch in der Gegenwart angewendet werden könnten.

Umformulieren zeigt dem Gesprächspartner, dass er wahrgenommen und verstanden wurde; dazu wird das Gehörte mit eigenen Worten wiederholt und besonders auf die Wörter geachtet, die Emotionen ausdrücken (Schlüsselwörter).

■ ■ **2. Phase – mittleres Stadium**

Menschen in Phase 2 (mittleres Stadium), der Phase der Zeitverwirrtheit, können mit Fakten nicht mehr viel anfangen. Sie sind nicht mehr sicher zu Ort, Zeit und Personen orientiert, auch Inhalte des Altgedächtnisses können teilweise nicht mehr abgerufen werden; oft werden auch Personen der Gegenwart mit Personen der Vergangenheit verwechselt. Die Gefühlsebene steht im Vordergrund, Bedürfnisse werden frei ausgedrückt, nicht immer verbal, sondern durch verändertes Verhalten.

Kommunikation

■ **Geschlossene Fragen**

Wenn die sprachlichen Fähigkeiten nachlassen, kann man mit so genannten geschlossenen Fragen agieren, auf die man gut mit ja oder nein antworten kann. Berührung und Blickkontakt bewirken, dass Menschen in dieser Phase mit ihrer Umwelt besser in Kontakt treten. Berührungen und eine frontale und nähere Sitzposition sind sehr wichtig!

■ **Mehrdeutigkeit**

Bei eingeschränkter Wortfindung bewährt sich die Technik der Mehrdeutigkeit: Das Gesagte wird wiederholt und unverständliche Wörter durch unbestimmte Fürwort (er, sie, es, man etc.) ersetzt; auch Redensarten und Sprichwörter geben Sicherheit.

1

▪ ▪ 3. Phase – Anfang des späten Stadiums

Menschen in Phase 3 (Anfang des späten Stadiums), der sogenannten Phase der sich wiederholenden Bewegungen, ziehen sich in vorsprachliche Bewegungen und Klänge zurück. Lebenslang aufgestaute Gefühle brechen auf (können aber angesprochen werden), soziale Regeln sind vergessen. Nonverbale Kommunikation und taktile Reize gewinnen an Bedeutung. Ehrlicher Blickkontakt und Spiegeln der Körperbewegungen sowie der Einsatz von Musik ermöglichen eine Kontaktaufnahme.

Validation ist eine reine Kommunikationsmethode ohne Bilder, Gegenstände oder Ähnliches. Ganz bestimmte Kommunikationstechniken werden angewendet, um in die Welt des alten desorientierten Menschen zu gelangen. Sie sollen dazu beitragen, Stunden stressärmer zu gestalten (für die Teilnehmer, aber auch für die Gruppenleiterin).

Vicki de Klerk-Rubin (2006) schreibt, dass der Grund für ein bestimmtes Verhalten in unbefriedigten Bedürfnissen und Wünschen zu suchen ist. In gezielt gestalteten Gruppenstunden kann diesen Wünschen und Bedürfnissen Rechnung getragen werden.

Die Validierende Aktivierung spricht vor allem Menschen in den ersten zwei Phasen an; diese Menschen kann man noch gut in eine Gruppe eingliedern, und sie profitieren sehr davon. Allerdings weisen diese zwei Gruppen sehr wichtige Unterschiede auf, die es zu beachten gilt.

Auch Menschen in Phase 3 können an der Gruppe teilnehmen, allerdings nur dann, wenn ihr Verhalten nicht die Konzentration der anderen Gruppenteilnehmer beeinträchtigt (wiederholende Bewegungen).

1.3   Erinnerungsarbeit: „Wir sind unsere Erinnerungen"

Ellen Prang

Für den Umgang und die Arbeit mit demenziell erkrankten Menschen sind biografische Kenntnisse ein unverzichtbarer Bestandteil.

Im Anfangsstadium einer Demenz können sich die Betroffenen noch sehr gut erinnern und mitteilen. Diese Zeit sollte genutzt werden, um insbesondere die für sie bedeutenden Lebensereignisse schriftlich festzuhalten. Es kommt weniger auf die Fakten an, sondern viel mehr auf die Psychobiografie. Was prägte das Individuum, welche Einstellungen und Haltungen äußert es, und welche

Normen und Werte sind ihm wichtig? Angehörige und Freunde können die Erzählungen ergänzen.

Im weiteren Verlauf der Demenz sterben immer mehr Nervenzellen des Gehirns und ihre Verbindungen ab, viele Erinnerungen verblassen. Aber das Langzeitgedächtnis (LZG) bleibt noch lange intakt. Unterschieden werden zwei Arten des LZG:

— das prozedurale Gedächtnis, das Verhaltensweisen und praktische Fertigkeiten speichert und

— das deklarative Gedächtnis, das erlerntes Wissen sowie Erfahrungen und Erlebnisse speichert.

Gerade letzteres, das so wichtige Gedächtnis für die biografischen Ereignisse, kann mit gezielter Stimulation auch bei Menschen mit fortgeschrittener Demenz aktiviert werden.

Eine Demenz geht weit über den Verlust der geistigen Fähigkeiten hinaus, es verändert sich der ganze Mensch in seinem Erleben und Verhalten. Niemand weiß wirklich, wie sich Menschen mit Demenz tatsächlich fühlen und was sie denken, die erzählte Biografie kann wertvolle Hinweise geben, um den Betroffenen zu verstehen. Der Zugang zu dieser einzigartigen Erlebniswelt wird leichter möglich. Ohne biografische Kenntnisse ist ein individueller und empathischer Umgang schwer vorstellbar. Es erleichtert den Zugang und bietet Anknüpfungspunkte für Gespräche, die über allgemeine Inhalte hinausgehen und damit für beide Gesprächspartner als befriedigend erlebt werden. Verbale Äußerungen und Verhaltensweisen sind durch biografische Geschehnisse oft erklärbar; Verständnis wächst und damit auch die Bedeutung des Gegenübers für den Betroffenen, aber auch für den Betreuer. Der Mensch sollte nicht nur nach seinen kognitiven Fähigkeiten beurteilt, sondern in seinem ganzen Person-Sein akzeptiert werden.

Darüber hinaus sind Biografien die Grundlage für sinnvolle Einzel- und Gruppenaktivierungen, entsprechend den Interessen und Vorlieben des Betroffenen. Es sollten in der zeitgemäßen Arbeit mit dementen hochaltrigen Menschen überwiegend Angebote mit lebensgeschichtlichem Bezug im Programm stehen. Sie stützen die Identität und können den Verlauf der Demenz positiv beeinflussen. Die Kenntnisse der individuellen Biografien und das fundierte Hintergrundwissen zu Geschichte, Politik und Zeitgeist führen zu gelungenen Gruppentreffen. Es gelingt durch eine kreative validierende Ansprache, dass die Teilnehmenden bald in Erinnerungen schwelgen, sich begeistert gegenseitig ergänzen und Freude und Spaß haben, ihre Erlebnisse und Erinnerungen auszutauschen, z. B. über die Themen Kindheit, Schule, Prüfungen, Heirat. Es ist für Beobachter immer wieder ein Phänomen, wie zuvor müde, fast apathische demente Menschen leuchtende Augen bekommen, sich aufrecht hinsetzen und mit fester Stimme detaillierte Ereignisse erzählen.

„Jeder von uns hat eine Lebensgeschichte, eine Art innerer Erzählung. Inhalt dieser inneren Erzählung ist unser eigenes Leben und dessen Kontinuität. Somit sind wir unsere Geschichte, und diese Geschichte ist unsere unverwechselbare Identität."
(Grimm 2010, S. 154)

Die Teilnehmer/innen sind stolz darauf, wie genau sie sich noch erinnern können und was sie alles in ihrem Leben geschafft und erlebt haben. Eine Versöhnung mit der eigenen Lebensgeschichte bzw. eine Bestätigung des gelebten Lebens und somit tiefere Zufriedenheit werden möglich. Diese positive Bilanzierung kann sinnstiftend und motivierend wirken und gibt Kraft. Diese interessanten Gruppenstunden mit meistens positiven Erinnerungen fördern das Gemeinschaftsgefühl. Die Vertrautheit schafft Sicherheit, die den Dementen als Folge der nachlassenden Erinnerungsfähigkeit oft fehlt (Suchan 2006).

> **Körper, Geist und Seele werden aktiviert, die Lebensqualität und das Selbstwertgefühl steigen. Indem die Teilnehmer sich Geschichten erzählen, wird Identität geschaffen.**

■ **Multisensorische Reize**

Nicht alle Menschen mit Demenz reagieren noch auf verbale Sprache, deshalb sollten immer multisensorische Reize, z. B. Bilder, Gegenstände, Musik und Gerüche, angeboten werden. Diese Schlüsselreize erhöhen den Zugang zu schon verloren geglaubten Gedächtnisinhalten und sind für die Validierende Aktivierung unverzichtbar.

■ **Einfühlsame, wertschätzende Haltung**

„Erinnern setzt Gefühle frei."
(Kerkhoff u. Halbach 2002, S. 29)

Eine einfühlsame, wertschätzende Haltung der Gruppenleiterin und echtes Interesse sind wichtige Voraussetzungen, damit die biografischen Erinnerungen nicht an der Oberfläche bleiben, sondern das für den Erzählenden Wichtige und Bedeutsame auch ausgesprochen werden kann. Dazu sind wertfreie Impulse, Kenntnisse der Geschichte und der sozialen und historischen Bezüge hilfreich, um das Erzählte einordnen zu können und um die richtigen, d. h. für den Betroffenen wichtigen Fragen, zu stellen. Der Teilnehmer fühlt sich verstanden und ist ermutigt, Details zu rekonstruieren.

Da kommt es darauf an, sensibel zu reagieren und emotionale Unterstützung anzubieten. Dies gilt besonders, wenn belastende Geschehnisse erinnert und nacherlebt werden. Wenn die Teilnehmenden gemeinsam darüber sprechen möchten, gilt es, die Betroffenen in ihren Emotionen aufzufangen. Oft erleben sie, dass viele in der Gruppe traumatische Erlebnisse zu verkraften hatten. Das geteilte Gefühl, nicht allein ein Problem oder Konflikt (gehabt) zu haben, kann als Hilfe erlebt werden. Ein Ziel jeder Aktivierung ist es, mehr Wohlbefinden für die Teilnehmenden zu erreichen, dazu gehört auch die Auseinandersetzung, das Bearbeiten/Teilen schmerzhafter Erinnerungen.

1.4 Ganzheitliche ressourcenorientierte Aktivierung: „Der Mensch ist mehr als sein Verstand"

Helga Schloffer

Menschen mit Demenz brauchen, so wie wir alle, eine anregende Umgebung und persönliche Zuwendung, um dem Leben Qualität und Inhalte zu geben.

Bedürfnisse nach Zuwendung, Wertschätzung, Autonomie und sozialen Kontakten bleiben auch im Verlaufe einer Demenz bestehen und können in entsprechenden Gruppenangeboten teilweise befriedigt werden.

> Aktivierung kommt von „aktivieren, das heißt etwas in Gang bringen, in Schwung bringen, zu einer verstärkten Tätigkeit bewegen" (Wehner u. Schwinghammer 2009, S. 1).

Aktivierung kann definiert werden als personzentriertes Angebot an vielfältigen Tätigkeiten, die kreativ und sinnvoll sind und nicht bloß der Beschäftigung dienen. Es wird gezielt eine Stimulation ausgewählt, die dem Verlauf der Demenz und der Lebenswelt des Betroffenen entspricht.

Es wird also ein Setting hergestellt, das die Aufmerksamkeit des Teilnehmenden seiner persönlichen Spanne gemäß beansprucht und ihn positiv „bewegt".

Damit Aktivierung eine „glückliche Spanne Zeit" für alle Beteiligten werden kann, werden die angebotenen Reize individuell auf die persönlichen Interessen, das Stadium der Demenz, die Lebensgeschichte und die gegenwärtigen Bedürfnisse abgestimmt.

Mehrere Ziele werden dabei verfolgt:

- kognitive und sensorische Aktivierung,
- Ressourcenorientierung,
- emotionale Aktivierung,
- soziale Aktivierung.

▪▪ Kognitive und sensorische Aktivierung

Verbliebene Fähigkeiten können gerade am Beginn der Demenz sogar noch leicht verbessert werden, bei Fortschreiten der Krankheit werden sie aktiviert und gestärkt. Die Gestaltung des Materials (die Schlüsselreize) und des Milieus entspricht dem Niveau der veränderten Informationsverarbeitung, so bleibt der Teilnehmende kompetent, denn er wird in seinen Stärken wahrgenommen; dabei ergeben sich oftmals kleine Kompetenzfenster, die in den Anforderungen des Alltags untergehen (Schloffer 2010). Da die sprachliche Ebene an Bedeutung verliert, kann eine gezielte Anregung der bevorzugten Sinne durch vertrautes Material erfolgen. Die Stimulation mit interessantem „begreifbaren" Material kann Denkprozesse in Gang bringen, Gefühle wecken und Erinnerungen provozieren.

▪▪ Ressourcenorientierung

Im Laufe eines Lebens entwickelt sich ein „Schatz an Ressourcen" (Wirsing 2013), Fähigkeiten, Fertigkeiten und Wissen. Wenn sich die angebotenen Aktivitäten mit diesen Ressourcen beschäftigen, wenn versucht wird, sie abzurufen, dann erleben sich die Teilnehmenden als kompetent und in ihrer Person gestärkt. Das bedeutet, Menschen mit Demenz dabei zu unterstützen (z. B. mit entsprechenden Erinnerungsankern), sich ihrer Potenziale wieder bewusst zu werden und sie dem Stadium gemäß auch zeigen zu können (verbal und nonverbal):

Alltagsbezogene Fähigkeiten (Beispiele)
- ▬ Wissen (z. B. Arbeitsabläufe) abrufen, das etwa dem Expertentum als Hausfrau oder Handwerker entspringt
- ▬ Speziellen Wortschatz wieder verwenden
- ▬ Ordnung schaffen und sortieren (so wie man es früher gemacht hat)
- ▬ Probleme lösen (Was tun bei Flecken in der Wäsche?)
- ▬ Ungewöhnliche Situationen bewältigen (Was macht man, wenn kein Ei zur Verfügung steht?)

Dieses spezielle Potenzial wird schon in der Biografiearbeit zu Tage gefördert, doch kann es zusätzlich gezielt angeregt und wertgeschätzt werden.

▪▪ Emotionale Aktivierung

Durch die Beschäftigung mit bekannten Inhalten aus der Biografie und der Berücksichtigung des Stadiums werden Selbstwert und Ich-Identität gestärkt, eine positive Stimmungslage kommt auf, Erfolg wird erlebt, und er motiviert, sich weiter mit dem angebotenen Thema zu beschäftigen.

Auf eine Vertiefung dieser emotionalen Ziele durch wertschätzende Kommunikation und vertiefte Bearbeitung der Lebensthemen wird in ▶ Teil II noch eingegangen.

■ ■ **Soziale Aktivierung**

Durch die intensive Zuwendung im Zweier-Training oder das Zusammensein in der Kleingruppe entsteht das Gefühl, dazuzugehören, akzeptiert zu werden. Soziale Vergleichsprozesse werden ausgelöst; auch die gemeinsame Vergangenheitsaufarbeitung verbindet.

> ❯ Eine ganzheitliche (biografie- und ressourcenorientierte) Aktivierung verbindet die gezielte Stärkung vorhandener Fähigkeiten mit der Befriedigung emotionaler und sozialer Bedürfnisse.

Die Ziele sind schwer zu trennen, sie fügen sich wie ein Puzzle ineinander. Die Erreichung eines Ziels ist nie ohne das andere möglich.

Literatur

Assem-Hilger E, Pirker W (2010) Klinik der Demenzen. In: Schloffer H, Prang E, Frick-Salzmann A (Hrsg) Gedächtnistraining. Springer, Berlin Heidelberg New York Tokyo, S 60–76
de Klerk-Rubin V (2006) Mit dementen Menschen richtig umgehen, Validation für Angehörige. 4. Aufl. Reinhardt, München
Deutsche Alzheimer Gesellschaft e.V.(2015) Demenz. Das Wichtigste. Berlin
Feil N, de Klerk Rubin V (2010) Validation. Ein Weg zum Verständnis verwirrter alter Menschen, 9., durchges. Aufl. Reinhardt, München
Grimm G (2010) Biografiearbeit. In: Schloffer H, Prang E, Frick-Salzmann A (Hrsg) Gedächtnistraining. Springer, Berlin Heidelberg New York Tokyo, S 153–158
Kerkhoff B, Halbach A (2002) Biografisches Arbeiten. Vincentz, Hannover
Kojer M (Hrsg) (2003) Alt, krank und verwirrt, 2. Aufl. Lambertus, Freiburg
Luck T, Riedel-Heller S (2016) Prävention von Alzheimer-Demenz in Deutschland. Der Nervenarzt 87: 111
Reisberg B et al. (1982) The global deterioration scale for assessment of primary degenerative dementia. Am J Psychiatry 139: 1136–1139
Robert Koch-Institut (Hrsg) (2005) Altersdemenz. Heft 28. Robert Koch-Institut, Berlin
Schloffer H et al. (2010) Gedächtnistraining bei Demenz. In: Schloffer H, Prang E, Frick-Salzmann A (Hrsg) Gedächtnistraining. Springer, Berlin Heidelberg New York Tokyo, S 173–186
Suchan C (2006) Biografiearbeit bei Menschen mit Demenz. Grin, München
Wehner, L., Schwinghammer, Y. (2009) Sensorische Aktivierung. Wien-New York-Heidelberg: Springer.
Wirsing K (2013) Psychologie für die Altenpflege. Beltz, Weinheim

Validierende Aktivierung – eine Zusammenführung

Irene Gabriel, Helga Schloffer

© Springer-Verlag Berlin Heidelberg 2017
H. Schloffer, I. Gabriel, E. Prang, *Stundenkonzepte für Menschen mit Demenz in der Pflege*,
DOI 10.1007/978-3-662-52761-0_2

Welchen Grund kann es geben, Methoden, von denen jede für sich gut etabliert ist, zu einer Gruppenaktivität zu integrieren und – klar abgegrenzt – ohne Vermischung, aber in einem gemeinsamen Kontext durchzuführen?

Dazu sollte zunächst Einigkeit herrschen, dass der Bereich der nicht medikamentösen Interventionen bei dementen Menschen einen großen Stellenwert einnimmt. Aktivitäten, meist in der Gruppe, fördern die vorhandenen Fähigkeiten, heben die Stimmung und ermöglichen ein Miteinander. Manchmal sind allerdings die Personalressourcen oder die räumlichen Möglichkeiten beschränkt bzw. kein Ortswechsel in einen anderen Raum möglich oder auch von den Betreuten nicht erwünscht, da eine neue Umgebung verunsichern würde.

So entstand aus dem praktischen Tun heraus die „Validierende Aktivierung", wobei einige Parallelen zu einer Validationsgruppe vorhanden sind und daher auch in die Validierende Aktivierung aufgenommen wurden.

2.1   Fünf Gemeinsamkeiten und kleine Unterschiede

Was unterscheidet nun eine Validationsgruppe von einer Validierenden Aktivierungsgruppe?

▪▪ Zielgruppen

Validationsgruppen richten sich an Menschen in Phase 2, beginnende Phase 3. Menschen in Phase 1 können daran teilnehmen, wenn sie das Verhalten der anderen Gruppenmitglieder tolerieren können. Auch die Validierende Aktivierung spricht Menschen der erwähnten Phasen an, im Frühstadium können sie durchaus noch in eine Gedächtnistrainingsgruppe mit orientierten Menschen aufgenommen werden. Ebenso profitieren Menschen mit einer Mischform von Vaskulärer und Alzheimer Demenz.

> In der Validierenden Aktivierung wird eine Atmosphäre geschaffen, eine geschützte Nische zur Verfügung gestellt und begleitet, in der Menschen mit Demenz aktiv sein können in ihrer besonderen Art und Weise, wertfrei, ohne Ansprüche, als ganze Person wahrgenommen, in ihrer Identität gestärkt.

Die Förderung der Ressourcen wird zwar mit eingeplant, sie ergibt sich im Laufe der Einheit, wenn die Teilnehmenden dazu bereit sind.

▪▪ Musik, Singen und Bewegung

Diese Elemente sind in der Validationsgruppe ein fixer Bestandteil mit aktivem Singen am Beginn und Ende, zur Förderung des Gruppengefühls und Bewegung zur Musik in der Mitte. Die Lieder können sich wiederholen und sind nicht dem Thema zugeordnet, sie werden von einer „Vorsängerin" ausgewählt.

Im Rahmen der Validierenden Aktivierung werden Musik, Singen und Bewegung am Beginn der Einheit als „Aufwecker" eingesetzt. Sie orientieren sich (wenn das möglich ist) am Stundenthema, sammeln die Konzentration, dienen auch als Erinnerungsanker, lösen Sprache, Emotionen und spontane Bewegungen aus.

Zum Ende der Einheit als Ausklang wird wieder ein gemeinsames Lied gesungen oder eine Melodie gehört, die den Abschied in Tempo und Inhalt thematisiert. Die Bewegungen sollen dabei durch den Rhythmus der Musik angeregt werden, ganz spontan entstehen, es ist nicht vorgesehen, Abläufe vorzuzeigen und nachzuvollziehen.

In beiden Fällen werden bekannte Lieder und vertraute Musik verwendet, und die Bewegung als das Gehirn durchblutende Intervention hat einen hohen Stellenwert. Den Teilnehmenden fällt es anschließend leichter, mitzumachen, dem etwaigen Bewegungsdrang konnte entsprochen werden. Menschen mit Demenz erleben Sicherheit durch Rituale, daher wird jede Einheit mit Musik und Bewegung im Sitzen zu begonnen.

▪▪ Biografie als Basis

Beide Gruppenangebote beziehen sich auf die individuelle Biografie der Teilnehmenden. Während in der Validationsgruppe Rollen zugewiesen werden (z. B. Begrüßerin, Vorsängerin, Gastgeberin, Ratgeberin usw.), beschäftigen sich die Inhalte der Validierenden Aktivierung ebenfalls mit dem Lebensbereich und den Interessen der Menschen – mit dem Ziel, Expertentum und Fähigkeiten und somit die Identität zu stärken.

▪▪ Emotionale und soziale Ziele

In allen Gruppenangeboten für Menschen mit Demenz sind Wohlbefinden, das Gefühl der Akzeptanz und der Sicherheit zentral; erst dann gelingt es den Teilnehmenden, sich zu öffnen und sich auf ihre individuelle Art zu äußern.

Ebenso soll das soziale Miteinander gestärkt werden, das Individuum sich als Teil einer Gruppe erleben; weder eine Aufarbeitung noch eine Ressourcenstärkung sind ansonsten möglich.

▪▪ Ziele und Ablauf

In einer Validationsgruppe steigen die Teilnehmenden bereits auf der Wertebene ins Gespräch ein. Indirekt werden zwar auch Hirnleistungen wie Wahrnehmung, Wortfindung und Formulierung gefördert, doch das steht nicht im Vordergrund.

Die Validierende Aktivierung nutzt Schlüssel(-reize), um Gedächtnisinhalte zu erreichen, durch gezielte Vorgabe von sensorischen Ankern den Wortschatz zu fördern oder auch prozedurale Gedächtnisinhalte abzurufen.

Warum also nicht mit Schlüsselreizen zu den Inhalten des Altgedächtnisses gelangen, die individuellen Ressourcen ansprechen, aber auch die Werteebene noch stärker mit einbeziehen?

Bestimmtes Material (Gegenstände, Bilder etc.) repräsentieren durchaus „Lebenswerte". Werkzeug steht für Fleiß, Arbeit, Gebraucht-Werden; Brot steht für Nahrung, Überleben, Versorgen; saubere Wäsche steht für Sauberkeit und Ordnung.

Der Einstieg über sensorisches Material weckt das Interesse der Teilnehmenden leichter, motiviert sie, mitzumachen, sich zu öffnen, an der Gruppe teilzunehmen.

> ⓢ Dieses „Von-selbst-aktiv-Werden" ist der eigentliche Anspruch der Methode. Daher bedarf es Zeit, Geduld und geeigneter Erinnerungsanker, um an die Gedächtnisinhalte und Emotionen zu rühren.

Soziale Ziele (gemeinsame Beschäftigung mit einem Thema, Teil einer Gruppe sein) und emotionale Ziele (Wohlfühlen, akzeptiert und anerkannt werden, Stärkung der Ich-Identität) stehen im Fokus der Validierenden Aktivierung. Die kognitiven Ziele werden sozusagen „mitgenommen", ergeben sich, sind ohnehin schon in Form des Gesprächs vorhanden.

2.2   Was sind Lebenswerte?

In den Begegnungen mit betagten Menschen kreisen die Inhalte letztlich um bestimmte Themen, die das „Lebenshaus" einer Person ausmachen (angelehnt an Wirsing 2013):

- Arbeit, Leistung („Ich bin, was ich tue");
- etwas schaffen, aufbauen, in Ordnung bringen;
- soziale Beziehungen, Familie, Freunde, Freizeit;
- unabhängig sein, sich bewegen, wohin man will, sehen, hören …, sich freuen, sich wohlfühlen;
- Glaube, Traditionen, moralische Werte.

Je nach sprachlichen Fähigkeiten stammen die Geschichten, Sätze, Worte oder Bewegungen meist aus den erwähnten Bereichen. Alle tragen ein menschliches Dasein, die Bedeutung kann individuell je nach Lebensgeschichte variieren:

Sobald ein Mensch in die Demenz gleitet, kristallisieren sich die besonders bedeutenden Themen dieses besonderen Lebens heraus, kommen an die Oberfläche und bleiben auch bei fortschreitender Erkrankung zentral. Das mühsam selbst erbaute Haus, die Berufstätigkeit, die Erinnerung an den treuen Hund, die Rolle als Mutter – das alles dürfen wir erfahren, wenn wir nur achtsam und wertfrei zuhören.

In der Validierenden Aktivierung wollen wir nicht nur diesen zentralen Geschichten immer wieder zuhören, sondern auch auf die Werte, die sie repräsentieren, noch vertieft eingehen. Lebenswerte stützen die Identität, sind noch gegenwärtig und bleiben es auch während der Demenz.

> **Lebenswerte, abgeleitet aus den Säulen der Identität**
> - Wenn schon aktive Arbeit nicht möglich ist, so bleibt doch „Fleiß", der die Arbeit als Wert repräsentiert, noch bedeutend und sollte wertgeschätzt werden.
> - Wenn Aufbau und Selbstständig-Ordnung-Schaffen der Vergangenheit angehören, so kann doch die Bestätigung, dass Ordnung und Sauberkeit wichtig im Leben sind, die Identität bestärken.
> - Wenn die Teilhabe am gesellschaftlichen Leben eingeschränkt ist, so kann die Bedeutung von sozialen Beziehungen als Teil der menschlichen Existenz thematisiert und in der Gruppe gelebt werden.

❯ Durch die Validation dieser Lebenswerte wird der Mensch mit Demenz in seiner Person gestärkt und bestätigt.

2.3 Die Bausteine einer Validierenden Aktivierung

Der Stundenablauf folgt einem roten Faden, die tatsächlichen Schwerpunkte der jeweiligen Einheit werden allerdings von den Teilnehmenden bestimmt. Die einzelnen Bausteine sind flexibel anwendbar, je nachdem, in welche Richtung sich das Gespräch entwickelt.

▪▪ Aufwecker/Einstimmung

Vertraute, eventuell themenbezogene Musik, Singen, aber auch Märsche und Walzer zum Mitklatschen und Mitmarschieren stimmen auf das Thema ein und sammeln die Konzentration. Unbewusste spontane Bewegungen sollen allein durch die anregende Musik „provoziert" werden, ebenso Mitsingen oder -summen. Die Validierende Aktivierung will dabei möglichst ohne Anweisungen und Instruktionen auskommen. Prozedurale Gedächtnisinhalte, die auch noch bei fortgeschrittener Demenz erhalten bleiben, werden angesprochen, Anweisungen zu speziellen Bewegungsabläufen können leicht überfordern.

Weitere Bewegungen werden durch das Hantieren, Öffnen, Zusammenlegen u.Ä. abgerufen. Wieder bedarf es höchstens der Einladung der Gruppenleiterin, sich näher mit dem Gegenstand zu beschäftigen; was genau die Teilnehmenden damit tun und wie die Bewegungen ausgeführt werden, bleibt ihnen überlassen.

▪▪ Biografisches Gespräch

Es werden alltagsbezogene Utensilien als Erinnerungsanker aus dem Lebensbereich der Teilnehmenden angeboten, um persönliche Erlebnisse abzurufen. Durch abwechslungsreiches sensorisches Material werden die Teilnehmenden emotional „bewegt", und sie bewegen sich, indem sie die Utensilien von allen Seiten betrachten und „verwenden". Erinnerungen kommen so leichter auf, ebenso der entsprechende Wortschatz, um diese zu verbalisieren.

▪▪ Stärkung der Ressourcen

Vertiefend können auch noch bestehende Kompetenzen gefördert werden, z. B. der Wortschatz, indem noch weitere Begriffe zum Thema gesammelt werden oder das Wissen abgerufen wird, das dem lebenslangen Expertentum entspringt. Die Unterstützung der vorhandenen Fähigkeiten kann in das biografische Gespräch integriert werden. Dabei ist zu beachten, dass Erlebnisse meist in der Vergangenheitsform erzählt werden; die Stärken sind im Hier und Jetzt vorhanden und sollten daher in der Gegenwart angesprochen werden. Zum Einsatz kommen können auch gut im Altgedächtnis verankerte Inhalte, wie Sprichwörter und Redensarten, die ergänzt werden können, oder Kimspiele (Beschreibung im ▶ Anhang), die alle Sinne anregen.

▪▪ Lebenswerte

In die Wertebene wird eingestiegen, wenn einer der Teilnehmenden eine Aussage dieser Art macht: „Man musste fleißig sein, um vom Vater gelobt zu werden." Die Gruppenleiterin würde antworten: „Ist denn Fleiß eine wichtige Eigenschaft? Wie zeigt es sich,

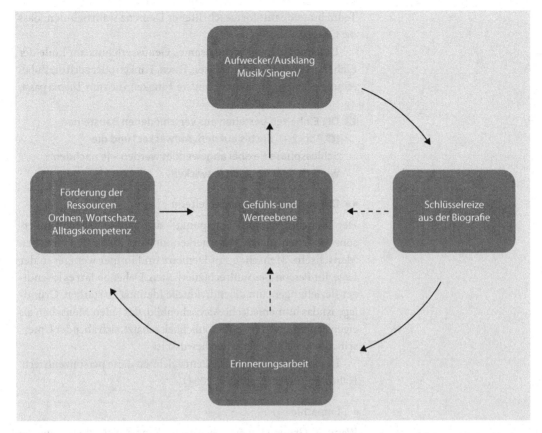

Aufwecker/Ausklang Musik/Singen/

Förderung der Ressourcen Ordnen, Wortschatz, Alltagskompetenz

Gefühls-und Werteebene

Schlüsselreize aus der Biografie

Erinnerungsarbeit

◘ **Abb. 2.1** Überblick über den Ablauf einer Validierenden Aktivierungseinheit (durchgezogener Pfeil = geplanter Ablauf; gestrichelter Pfeil = möglicher Ablauf)

wenn jemand fleißig ist?" Hier werden nun die Kommunikationstechniken der Validation je nach Phase eingesetzt.

Die Zeitform betrifft dann nicht mehr die Vergangenheit, sondern wir sprechen in Gegenwart, weil etwa Fleiß ein „Lebenswert" ist, der für die Teilnehmenden immer noch gilt.

Die Gruppenleiterin kann aber ebenfalls die Werteebene „betreten", indem sie z. B. die Frage an die Runde stellt: „Mussten Sie in/ bei … fleißig arbeiten?", um zu erfahren, ob Fleiß einen zentralen Lebenswert darstellt.

Der Einstieg auf die Werteebene ist als letzter Teil der Einheit geplant (schwarze Pfeile in ◘ Abb. 2.1), kann aber auch im übrigen Verlauf geschehen (gestrichelte Pfeile in ◘ Abb. 2.1), je nach Bedürfnis und Reaktion der Teilnehmenden.

Das Ende der Einheit wird durch das Zusammenlegen/-räumen der Utensilien signalisiert und durch einen Musikteil oder ein Lied, das in Melodie und Text Abschied thematisiert; so können auch

Teilnehmende mit fortgeschrittener Demenz wahrnehmen, dass die Gruppe sich trennt.

Es kann auch ein gemeinsames Genusserlebnis am Ende der Einheit angeboten werden: Kosten, Essen, Trinken oder auch die Zubereitung einer Speise bzw. eine andere Tätigkeit, die zum Thema passt.

> **Die Einheiten bestehen aus verschiedenen Bausteinen (◼ Abb. 2.1), die bis auf den „Aufwecker" und die Schlussphase flexibel angewendet werden – je nachdem, wie sich das Gespräch entwickelt.**

▪▪ Die Haltung der Gruppenleiterin

Der Teilnehmende im Mittelpunkt – das charakterisiert den personzentrierten Ansatz, die Anerkennung des Menschen im vollen Menschsein. Menschen mit Demenz sind immer weniger in der Lage, ihr Person-Sein aufrechtzuerhalten. Daher bedarf es lebendiger Beziehungen, um die individuelle Identität zu stärken. Grundlage ist das humanistische Menschenbild, das jeden Menschen als eigenständige, wertvolle Persönlichkeit schätzt, sich aber der Unterschiedlichkeit der Menschen bewusst ist.

Die folgenden Merkmale kennzeichnen diese personzentrierte Haltung (Rogers u. Schmidt 2004).

▪ Empathie

Wenn die Gruppenleiterin nachspüren kann, welche Bedeutung die Erzählungen des Teilnehmenden für dessen Selbst und für seine Emotionen haben, dann kann sie ein Stück weit in den Schuhen des anderen gehen; doch immer ist sie sich bewusst, dass dies nicht ihre Schuhe sind, daher ist dieses Verstehen wertfrei. In der Situation der Gruppenstunde präsent zu sein und sich den Teilnehmenden positiv zuzuwenden schafft gegenseitiges Vertrauen.

▪ Akzeptanz

Nicht die Erkrankung mit ihren Defiziten steht im Vordergrund, sondern die Einzigartigkeit des Individuums. Vorbehaltloses Anerkennen des Gegenübers prägt diese Haltung, aber auch Abstandnehmen von eigenen Deutungen und Werten. (Kann ich den Teilnehmenden so annehmen, wie er ist?)

▪ Kongruenz

Menschen mit Demenz sind äußerst sensibel gegenüber inkongruentem Verhalten. Daher versucht die Gruppenleiterin nicht, ihre Gefühle zu verleugnen (das heißt aber nicht, sie ungefiltert zu zeigen), sondern sie passend für den Gesprächspartner auszudrücken.

❯ Zusammenfassend ist eine personzentrierte Haltung geprägt von einfühlendem, nicht wertendem Verstehen der (inneren) Welt des anderen, eine Art von offener Begegnung stets auf Augenhöhe (im übertragenen und örtlichen Sinn).

Ziele einer Validierenden Aktivierung
- Befriedigung von sozialen Bedürfnissen: Teil einer Gemeinschaft sein, sich austauschen, gemeinsame Aktivitäten
- Befriedigung des Bedürfnisses nach Wertschätzung: Kommunikation auf Augenhöhe, entsprechend dem Stand der Informationsverarbeitung
- Befriedigung emotionaler Bedürfnisse: Anerkennung, Zuwendung und damit mehr Wohlgefühl und Lebensqualität
- Befriedigung des Bedürfnisses nach Autonomie: freiwillige Aktivität, jeder darf bestimmen, inwieweit er mitmacht, sich mit dem Angebot beschäftigt, sich auf das Thema einlässt, auf eigene kreative Art und Weise
- Stärkung des Person-Seins: als Person mit individuellen Kompetenzen und eigenen Wertvorstellungen akzeptiert werden
- Stärkung der Ressourcen: Beschäftigung mit den Stärken und dem Expertentum
- Person-bezogene Stimulierung und Aktivierung: eine glückliche Spanne Zeit verbringen, Reizanflutung und Anregung ohne jeden Leistungsanspruch erleben
- Aufarbeitung und Integration: Lebensereignisse als Teil der eigenen Biografie annehmen (gestützt durch die Gemeinschaft von Menschen der gleichen Generation und achtsame Zuhörer)

Literatur

Rogers C, Schmidt P (2004) Person-zentriert. Grundlagen von Theorie und Praxis. Matthias Grünewald, Mainz
Wirsing K (2013) Psychologie für die Altenpflege. Beltz, Weinheim

Die Methode

Praktische Umsetzung der personzentrierten Haltung

Helga Schloffer, Irene Gabriel

© Springer-Verlag Berlin Heidelberg 2017
H. Schloffer, I. Gabriel, E. Prang, *Stundenkonzepte für Menschen mit Demenz in der Pflege*,
DOI 10.1007/978-3-662-52761-0_3

Es stellt eine große Herausforderung dar und bedarf großer Sensibilität und Empathie, sich in die Welt dementer Menschen einzufühlen. Gewohnte sprachbetonte Kommunikationsebenen werden bei fortschreitender Demenz weitgehend verlassen, die emotionale Ebene (Körperhaltung, Gestik, Stimmlage u.Ä.) gewinnt an Bedeutung. Wenn die analoge Welt der Sprache wegfällt, rückt der nonverbale Ausdruck in den Vordergrund und bleibt in fortgeschrittenen Stadien die einzige Verbindung.

Die Akzeptanz der Erinnerungsanker, die mitgebracht werden, die Offenheit im biografischen Gespräch – das alles kann nur gelingen, wenn teilnehmergemäß Botschaften ausgetauscht werden.

> ❯ **Nicht der Teilnehmende passt sich an, sondern die Gruppenleiterin nimmt auf die gegenwärtigen (sprachlichen Fähigkeiten) und die aktuelle Befindlichkeit Rücksicht.**

Zeit nehmen und lassen, die Informationsmenge den Stadien anpassen, die nonverbale Kommunikationsebene beachten, sich auf Augenhöhe begeben – diese Grundprinzipien sollen nachfolgend näher erläutert werden.

3.1   Zeit

Bereits vor dem Start der Gruppenaktivität ist die erwähnte Anpassung an das Tempo der Teilnehmenden von Bedeutung; da entscheidet es sich, ob der Mensch mit Demenz sich „bedrängt", „überflutet" von Informationen fühlt, die er nicht versteht, und die Einladung zurückweist – oder eben freudig der Aufforderung folgt.

▪▪ Entschleunigung in Sprachtempo und Bewegungen

Jeder Leistungsanspruch im Hinterkopf („Frau X. sollte doch unbedingt an der Gruppe teilnehmen – das täte ihr so gut") äußert sich in Körperhaltung und Stimmlage und treibt ängstliche Bewohner in den Rückzug. Jede hektische Geste (auf die Uhr blicken etc.) überträgt sich auf die Teilnehmenden und kann bewirken, dass diese den sicheren, gewohnten Platz nicht verlassen wollen. Sollte das dennoch eintreten, dann akzeptieren wir die Ablehnung, versuchen es beim nächsten Mal wieder mit einer freundlichen Einladung.

▪▪ Jedes Mal ein neuer Start

Der zukünftige Teilnehmende weiß meist im Vorfeld nicht, dass die Aktivität stattfindet, nimmt aber wahr, dass jemand auf ihn zukommt und offensichtlich etwas „von ihm will". Das kann Freude über den sozialen Kontakt auslösen, aber auch Unsicherheit erzeugen. Nähert man sich langsam, mit einem freundlichen Lächeln als erstem Kontakt, so kann sich der Bewohner auf den nächsten Schritt der Kommunikation einstellen. Die Einladung zur gemeinsamen Aktivität muss erst wirken, muss verarbeitet werden, das Gegenüber muss für sich abschätzen, ob es sich in die neue Situation begeben will. Manchmal ist es hilfreich, sich eine Weile zum Bewohner zu setzen, um besser wahrzunehmen, ob und wann er bereit ist, zu folgen.

Jede Stunde ist ein Neubeginn, denn die Teilnehmenden haben meist schon vergessen, dass sich die Gruppe in einem regelmäßigen Wochen- oder Tagesrhythmus trifft. Das bedeutet für die Gruppenleiterin jedes Mal von neuem, die richtigen Worte und die entsprechende Geduld aufzubringen. Wenn jemand eingeladen wird, dann sollte kurz erklärt werden, was ihn erwartet. Neue Situationen können auch Angst machen. Die Beschreibung orientiert sich an Ausdrücken, die bekannt sind: „sich zusammensetzen", „plaudern", „Musik hören", „sich unterhalten" oder andere regionsspezifische Bezeichnungen für Ereignisse, die eine angenehme Zeitspanne beschreiben. Hier kann auch das erste Mal an der Gefühls- und Werteebene angesetzt werden: „Ich würde mich freuen, wenn Sie wieder dabei sind." Gerade bei Menschen, die sich in Phase 1 befinden, ist es oft hilfreich, wenn sie das vermittelt bekommen („Es ist wichtig, das gerade Sie dabei sind").

Falls die Aktivität in einem anderen Raum stattfindet, so muss der Bewohner auch diesen Ortswechsel zunächst verarbeiten, sich neu orientieren, mit seinem Sitznachbarn Kontakt aufnehmen. Durch die veränderte Informationsverarbeitung brauchen die Teilnehmenden wieder Zeit, um sich zurechtzufinden.

Bevor mit der Einheit begonnen wird, nimmt sich die Gruppenleiterin Zeit für eine ausgiebige persönliche Begrüßung. Beim Einstieg lassen wir die Teilnehmenden langsam ins Thema hineinfinden – wir wissen nicht, auf welcher Gedankenreise sie sich befinden.

■ ■ Gedankenfluss der Teilnehmenden beachten

Im Gespräch oder bei der Präsentation der sensorischen Angebote beobachtet die Gruppenleiterin sorgsam, ob sie in ihrer Einheit fortfahren kann oder ob ein Teilnehmender noch mit dem angebotenen Inhalt beschäftigt ist und sich eventuell dazu äußern will. Zu schnell wird ein Gedanke unterbrochen, die Bemerkung vergessen, wenn zu wenig Zeit gelassen wird.

Menschen im mittleren Stadium der Demenz (Phase 2) fixieren sich manchmal auf einen Gegenstand, ein Bild, eine Melodie und können keine neuen Reize mehr aufnehmen. Das muss akzeptiert werden, denn offensichtlich wird der Teilnehmende von diesem Angebot besonders berührt.

Jeder Wechsel zu einem anderen Gegenstand, einer weiteren Frage, zum Beginn eines Liedes bedarf wieder der Wahrnehmung, ob der Teilnehmende bereit ist oder ob er in Gedanken noch beim gegenwärtigen Bild/Utensil bleibt – an dieses Tempo passt sich die Gruppenleiterin an.

Die Übergänge werden so gestaltet, dass die Teilnehmenden den Wechsel nachvollziehen können. Es muss uns also eine Überleitung einfallen, ein Anknüpfen an die gegenwärtigen Inhalte.

Lebensthema Familie/Kindheit

Nach dem Hören des Liedes, können wir z. B. fragen, ob dieses Lied auch gemeinsam gesungen wurde, welcher Art dieses Lied ist, um dann in die Erziehung der eigenen Kinder bzw. in die eigene Kindheit zu gleiten.

So kann der Übergang vom Hören und Mitsingen zum eigentlichen Thema moderiert werden.

> ❯ Sich dem Tempo der Teilnehmenden hier und jetzt anzupassen ermöglicht ihnen, von sich aus aktiv zu werden, ohne in ihrem Gedankenfluss unterbrochen zu werden.

3.2   Informationsmenge anpassen

Das Wahrnehmen und Verarbeiten mehrerer Informationen zum gleichen Zeitpunkt kann schon Menschen mit beginnender Demenz belasten und ihre Denkvorgänge überfrachten. Folgen sind „Abschalten", das Verlassen der Situation oder sogar Abwehr.

Die Aufgabe der Gruppenleiterin ist es, die Vorgabe der Informationen, d. h. alle sensorischen Reize (Hören, Sehen, Sprache usw.), portionsweise anzubieten und zu warten, bis die Information angekommen und „verdaut" ist.

■ ■ Weniger ist mehr

Es ist also günstig, eher weniger Erinnerungsanker anzubieten, sich mit diesen allerdings ausgiebig zu beschäftigen. Dinge, die nicht unmittelbar gebraucht werden, sollte man lieber wegräumen, um jeder Ablenkung zuvorzukommen.

Das bedeutet, die Teilnehmenden zu bitten, der gerade erzählenden Person zuzuhören und immer wieder zu warten, bis die Gruppe wieder bei der Sache ist. Eine Möglichkeit ist auch, ab und zu das Gesagte einer Teilnehmerin zusammenfassend für alle zu wiederholen, um nochmals verstärkt die Aufmerksamkeit zu bündeln.

Unruhe kann natürlich auch anzeigen, dass der gezeigte Gegenstand oder das gehörte Lied die Teilnehmenden besonders emotional berührt und sie das Thema in eine bestimmte Richtung vertiefen wollen.

Die Menge der gleichzeitigen Informationen kann auch reduziert werden, wenn auf einem Bild z. B. der Hintergrund fehlt, so dass die „Figur" (die Darstellung) besser hervorsticht. Das gleicht auch sensorische Beeinträchtigungen aus.

Wenn akustische Informationen (Inhalt der Gespräche) aus zu vielen Hintergrundgeräuschen (Geschirrklappern, Radio u. Ä.) herausgefiltert werden müssen, so ist das für die Teilnehmenden ebenfalls anstrengend. Ein ruhiger, ungestörter Raum mit viel Tageslicht trägt zum Gelingen der Gruppenstunde bei.

▪ ▪ Vertraute Gegenstände zum „Begreifen"

Für Menschen mit fortgeschrittener Demenz kann der persönliche Wahrnehmungsraum schon sehr eingeschränkt sein. Wenn die Gruppenleiterin also Blickkontakt aufnimmt und dem Teilnehmenden einen Gegenstand einzeln anbietet, diesen sogar in die Hand legt, kann der Betroffene sich diesem Reiz zuwenden. Sobald sich die Hand um einen Apfel, einen Kochlöffel etc. schließt, „begreift" die Person. Erinnerungen werden ausgelöst, ein Lächeln kann anzeigen, dass der Gegenstand als vertraut identifiziert wurde – dazu muss dem Einzelnen die Bezeichnung selbst nicht einfallen. Oft wird eine Bewegung in Gang gesetzt, oder es fallen doch einige Worte.

Sprachliche Informationen sollten nicht gleichzeitig mit anderen Tätigkeiten übermittelt werden. Die Leiter sollten entweder sprechen oder agieren, also z. B. etwas ankündigen und sich dann auf den Weg zu einem Teilnehmenden machen um ihn zu unterstützen oder ihm etwas zu bringen.

Auch die Länge der Sätze wird an die veränderte Informationsverarbeitung angepasst, indem wichtige Wörter betont und positive Formulierungen verwendet werden. Ankündigungen und Fragen können auch wiederholt werden. Regelmäßig sollte man sich vergewissern, dass man verstanden wurde (akustisch und inhaltlich), etwa durch Reverbalisieren oder Nachfragen. Menschen in der ersten Demenzphase können längeren Informationen meist noch gut folgen. Bei Menschen, die sich in späteren Demenzphasen befinden, reichen oft wenige Worte, um Emotionen zu bestätigen. So kann einem Teilnehmenden in Phase 2 oder 3 ein Waschlappen in die Hand gelegt werden, um dann die Frage „So weich?" anzuschließen.

∎∎ Individuelle Sprache beachten

Die persönlichen Sprachgewohnheiten bzw. -fähigkeiten der Teilnehmenden spielen eine große Rolle. Es gibt individuelle Unterschiede in der Sprachgewandtheit und im Wortschatz, je nachdem, wie groß während der Lebensspanne eine Reservekapazität aufgebaut worden ist.

> Um der veränderten Verarbeitung der ankommenden Umgebungsreize Rechnung zu tragen, werden sensorische Angebote bzw. Fragen und Kommentare nacheinander und in angemessener Anzahl angeboten.

3.3   Nonverbale Kommunikation

Mit fortschreitender Demenz kommt der verbalen Vermittlung von Informationen immer weniger Bedeutung zu, dafür werden Gestik, Körperhaltung, Stimmlage, Tempo etc. immer wichtiger. Menschen mit Demenz finden manchmal die Worte nicht mehr, um sich genau mitzuteilen. Daher können aufkommende Unsicherheit, Ängstlichkeit, aber auch Freude und Interesse durch nonverbale Signale identifiziert werden. Umgekehrt nehmen sie unsere Befindlichkeit sehr genau wahr, unsere Stimmung und unsere Zuwendung (◻ Abb. 3.1).

Bereits bei der Begrüßung wird den verbalen Äußerungen Nachdruck verliehen, indem jedem Teilnehmenden die Hand gegeben wird (auch wieder am Ende der Einheit, vor dem Zurückbringen). Dieser Augenblick ist ganz der Aufmerksamkeit auf die Person des Teilnehmenden gewidmet, der Freude über das Wiedersehen, der Kontaktaufnahme. Diese Gestik verdeutlicht Beginn und Ende ganz klar, die Teilnehmenden fühlen sich zudem einzeln wahrgenommen und in ihrer Person gestärkt. Es gehört zum allgemeinen Wissen und zur Prägung, die Hand zu geben, wenn man in eine soziale Beziehung einsteigt, also auch, wenn man sich wieder verabschiedet. Bei der Begrüßung ist auch darauf zu achten, sich auf Augenhöhe des Teilnehmers zu begeben.

Beim Angebot von realen Gegenständen als Repräsentation von Begriffen bleiben wir auf der nonverbalen Ebene: Besonders für demente Menschen ab Phase 2 sind „Wörter" oft zu abstrakt, daher werden sie ersetzt durch tatsächlich begreifbare Utensilien. So kann die Konzentration auch länger bei einem Thema bzw. Gegenstand verbleiben.

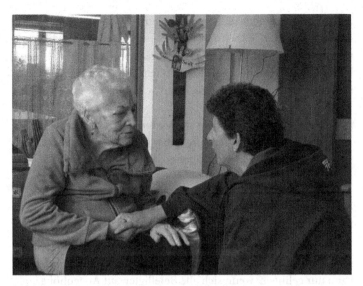

◨ **Abb. 3.1**   Volle Aufmerksamkeit für den Gesprächspartner

Durch Hantieren und Bewegen der Gegenstände, aber auch durch Kosten, Riechen und Anschauen wird dieser Prozess noch unterstützt.

Manchmal ist es notwendig, die Aufforderung, den Gegenstand in die Hand zu nehmen, zu verstärken, indem z. B. der Rucksack oder der Kochlöffel direkt in die Hand gegeben wird. Das Zögern kann an den Erziehungsnormen liegen, die ja besagen, dass man „nur mit den Augen schauen" dürfe. Es kann auch auf den mangelnden Antrieb aufgrund der demenziellen Veränderung zurückgehen.

■ ■ **Unterschiede in den Phasen beachten**

Hier ist allerdings wieder auf die Unterschiede von Teilnehmern in Phase 1 und 2 zu achten. Menschen in Phase 1 bietet man den Gegenstand (= Erinnerungsanker) an und wartet ab, ob und in welcher Art und Weise sie bereit sind, diesen anzunehmen. Menschen in Phase 2 und Phase 3 wird der Erinnerungsanker sehr „direkt" angeboten bzw. der Umgang unterstützt.

Bei der Stärkung der Ressourcen versuchen wir ebenfalls, mit Gesten und Bewegungen das Abrufen von Wissen zu unterstützen oder Arbeitsabläufe wieder in Erinnerung zu rufen.

Aktives Zuhören lebt vor allem von ungeteilter nonverbaler Aufmerksamkeit für den Gesprächspartner, z. B. durch zugewandte Körperhaltung, aufmunterndes Nicken, ehrlichen Blickkontakt, Spiegeln der Gefühle. Dieser Umstand der sehr intensiven

Zuwendung zu einem Teilnehmer für kurze Zeit bedingt aber auch, dass die anderen Teilnehmer für diesen Moment vernachlässigt werden. Daher wendet man sich nach solchen „intensiven" Augenblicken wieder ganz bewusst der gesamten Gruppe zu, um sie wieder ins gemeinsame Geschehen mit einzu beziehen.

In der Begegnung mit dem (dementen) Menschen ist die Gruppenleiterin wirklich erreichbar und nicht abgelenkt durch Gedankenflüsse in eigener Sache.

3.4 Kommunikation auf der gleichen Ebene

Die Validierende Aktivierung ist eine Begegnung zwischen Menschen, die hauptsächlich auf der emotionalen Ebene stattfindet. Sie kann nur gelingen, wenn sich alle Beteiligten auf Augenhöhe austauschen; das betrifft sowohl eine wertschätzende innere Haltung als auch die tatsächliche Körperhaltung.

Menschen in einer höheren Demenzphase haben die Fähigkeit des peripheren Sehens verlernt. Wenn man Menschen in dieser Phase von der Seite her anspricht, können sie es oft sehr schlecht oder gar nicht wahrnehmen. Daher ist darauf zu achten, diese Teilnehmer von vorne anzusprechen (■ Abb. 3.2).

Der wertschätzende Umgang miteinander – und Kommunikation auf einer Ebene bedeutet genau das – führt dazu, dass die Menschen sich beteiligen, aktiv sein wollen und so nicht nur ihre Ressourcen stärken, sondern auch das soziale Miteinander und sich als vollwertige Person erleben. Das sind Erfahrungen, die – bedingt durch die demenziellen Veränderungen – im Alltag nicht mehr selbstverständlich sind. Unsere Gegenwart ist geprägt durch eine Informationsflut und Geschwindigkeit, die die Betroffenen mit ihren Defiziten konfrontieren und sie hilflos, unserer Hilfe „bedürftig" machen.

Während der Aktivierung kann ein Umgang gepflegt werden, der die Teilnehmenden in ihrer Identität stützt, sie als Experten wahrnimmt, als Menschen, die viel erlebt und bewältigt haben. Bedürfnisse nach Anerkennung und sozialer Zuwendung können so erfüllt werden.

Wenn die Gruppenleiterin mit dem Anspruch in die Aktivierung geht, auch etwas lernen und mitnehmen zu wollen, kann sie am ehesten der Begegnung auf gleicher Ebene nachkommen. Lehrerhafte Gesten (im Sinne der schlechten Stigmatisierung) und ein entsprechendes Auftreten werden so von vorneherein vermieden.

Empathie, Akzeptanz und Echtheit sollten die Haltung bestimmen.

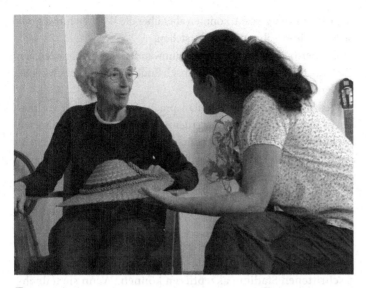

Abb. 3.2 Die Begegnung auf Augenhöhe vermittelt Sicherheit und erhöht so die Wahrscheinlichkeit, dass die Teilnehmenden sich öffnen und am Gruppengeschehen beteiligen

3.5 Die Gruppe – wie finde ich die richtige „Mischung"?

Die Zielgruppe der Methodik sind vor allem Menschen mit Alzheimer oder Mischdemenz. Die Eignung sollte jeweils individuell geprüft werden. Zudem müssen die Gruppenleiterinnen beobachten, ob sich der Betroffene in dieser Gruppe wohlfühlt und ihm das Angebot willkommen ist.

Mögliche Reaktionen, die beobachtet werden können, sind:

Vor allem die Teilnehmenden in Phase 1 und 2 werden von sich aus während der Gruppenarbeit als in der Zeit im Aufenthaltsraum kommunikativer. Sie reagieren positiv auf die persönliche Ansprache durch die Gruppenleiterin und beginnen auch untereinander über das Thema der Stunde zu diskutieren.

Die Kontaktaufnahme kann bereits beobachtet werden, wenn die Menschen aus dem Aufenthaltsraum in einen anderen Raum begleitet werden und z. B. in einer gemütlichen Sitzgruppe Platz nehmen (sie begrüßen einander etc.).

Die Aufmerksamkeitsspanne (bezogen auf das Verweilen beim Thema, den Aktivitäten und Äußerungen der anderen Gruppenmitglieder) kann bis zu 45 Minuten dauern, weil die Zeit abwechslungsreich gestaltet und das Arbeitstempo den Stadien der Demenz angepasst wird. Wir hatten eine so lange Zeitspanne zunächst nicht erwartet und eingeplant, konnten aber über die Wochen hinweg tatsächlich die erwähnte Länge feststellen.

Agitiertheit und suchendes Herumwandern kommen selten vor, die Teilnehmenden bleiben meist nach Ende der Einheit noch sitzen, sind entspannt und guter Laune.

Teilnehmende, deren Spontansprache fast nicht mehr vorhanden ist, äußern sich plötzlich, werden aufmerksam, nehmen direkten Blickkontakt auf, beschäftigen sich mit dem angebotenen Gegenstand und antworten auf kurze Fragen. Menschen, deren Sprachfähigkeit schon massiv eingeschränkt ist (Phase 3), benötigen streckenweise „Einzelaktivierung" innerhalb des Gruppengeschehens, das braucht Zeit; daher nehmen höchstens zwei Personen dieser Phase an der Gruppe teil.

Die Teilnahme von Menschen, die sich in der ersten Demenzphase befinden, hängt davon ab, ob sie die Teilnehmenden im fortgeschrittenen Stadium akzeptieren können. Wenn sie teilnehmen, profitieren sie von der leistungsfernen Atmosphäre und dem intimen Rahmen, sodass die verbliebenen Ressourcen optimal gefordert und gefördert werden können. Ihre Wortmeldungen und Erzählungen regen zudem die Erinnerungen der anderen Gruppenteilnehmer an.

Eine kleine Gruppengröße von 5–7 Personen erlaubt es, auf jeden Teilnehmenden einzugehen und ihm den Raum und die Zeit zu lassen, aktiv zu werden.

Zusammensetzung einer typischen Aktivierungsgruppe
Frau O. kämpft sehr mit Kriegserlebnissen, ist daher nicht gerne alleine und sucht oft Gesellschaft; arbeitete in einer Fabrik und war alleinerziehend. Ursprungsfamilie kommt aus der Landwirtschaft (Phase 2).
Frau H. kommt ebenfalls aus einer Bauernfamilie, ihr Lebensinhalt waren Kinder und Haushalt, der Gatte führte einen Handwerksbetrieb. Wie Frau O. leidet Frau H. sehr unter Heimweh (Phase 2).
Frau B. kommt aus einer Fuhrwerksfamilie, musste früh zu ungeliebten Verwandten in die Stadt, arbeitete in der Gastronomie, versorgte Kinder, Gatten, Haushalt. Sie legt viel Wert auf Disziplin, leidet sehr unter dem Kontrollverlust durch die Krankheit (Phase 2).
Frau K. konnte keine Schneiderlehre machen, da dies nicht vom Elternhaus finanziert wurde; sie nähte dann für Mann und Kinder und brachte sich die Nähkunst selbst bei (Phase 2).
Frau R. erlebte eine kärgliche Kindheit mit einer ungeliebten Stiefmutter, musste sehr viel arbeiten, hatte einen heißgeliebten Hund, jedoch keine Partnerschaften oder Kinder. Sie nimmt eigenständig keinen Kontakt mehr zu ihrer Umwelt auf, reagiert aber auf

sensorische Angebote und versucht sich in wenigen Worten zu äußern (Beginn der Phase 3).

Frau S. versorgte eine behinderte Tochter (die inzwischen verstorben ist) und einen durch einen Arbeitsunfall versehrten Gatten, ihr Leben war geprägt von Arbeit und Gehorsam. Frau S. besitzt einen großen Wortschatz, ist sprachgewandt und örtlich und teilweise zur Zeit orientiert. An kürzer zurückliegende Ereignisse hat sie keine Erinnerung mehr (Phase 1).

Fr. W. musste schon früh mit ihrer Mutter auf die Alm und dort arbeiten. Ihr Leben war geprägt von schwerer Arbeit. Sie betont sehr oft, dass sie nichts mehr wisse, und wiederholt gesagte Dinge immer wieder. In der Gruppe reagiert sie sehr positiv auf Musik und Gegenstände, wird deutlich ruhiger und ist nicht mehr so „getrieben" (Phase 2).

> **Die Aufnahme in die Gruppe orientiert sich nicht nur an den vorhandenen Ressourcen, sondern wird auch davon bestimmt, ob die Teilnehmer sich augenscheinlich wohlfühlen und von der Aktivität profitieren.**

Gestaltung einer validierenden Aktivierungseinheit

Helga Schloffer, Irene Gabriel

© Springer-Verlag Berlin Heidelberg 2017
H. Schloffer, I. Gabriel, E. Prang, *Stundenkonzepte für Menschen mit Demenz in der Pflege*,
DOI 10.1007/978-3-662-52761-0_4

Ein roter Faden, der durch die Einheit führt, wird geplant, allerdings bestimmen die Teilnehmenden, in welche Richtung sie das Thema vertiefen wollen.

Die Inhalte werden nach der persönlichen und soziokulturellen Biografie der Gruppe gewählt und beschäftigen sich weitgehend mit den Lebensthemen (▶ Abschn. 1.5) Die Auswahl wird auch von der Jahreszeit und von bevorstehenden Festen beeinflusst, um so die zeitliche Orientierung zu unterstützen. Dabei sind nicht einzelne Daten von Bedeutung, sondern Zeiträume wie Sommer, Weihnachtszeit etc. Zusammen mit der Dekoration der Aufenthaltsräume und der Aktivitäten zum regionalen Brauchtum bekommen die Teilnehmenden ein Gefühl für den Wechsel im Jahreskreis.

Die Themenbereiche unserer Gruppen (Institution in einer Gemeinde mit ca. 7000 Einwohnern) beschäftigen sich hauptsächlich mit einem bäuerlichen/ländlichen Umfeld als Sozialisationshintergrund, eher sparsamen häusliche Verhältnissen – sowohl im Elternhaus als auch in der eigenen Familie. Die Kinder- und Jugendzeit liegt etwa in den 30er und 40er Jahren. Arbeit ist ein wichtiger Teil der Identität. Etwas aufbauen, etwas schaffen – das war bei den meisten das Lebensziel. So kommen Themen wie Reisen, Kultur (im Sinne von Lesen und Theater) eher nicht vor – werden aber im Buch bearbeitet- dafür Natur, Arbeit, aber auch Musik, Brauchtum und – nicht zu vergessen – der Glaube als Stütze in schweren Zeiten.

4.1   Das Milieu (Ort, Sitzordnung, Umfeld)

Wie schon in ▶ Kap. 3 erwähnt, sind die Konzentrationsspanne und das Verarbeiten von gleichzeitiger Information bei dementen Menschen verändert, so dass ein möglichst ruhiger, heller Raum ausgesucht werden sollte, in dem sich die Bewohner gemütlich zusammensetzen können.

Bequeme Sitzgelegenheiten um einen niedrigen Tisch oder ein Sesselkreis zeigen auch in der Anordnung, dass hier eine gemeinsame Aktivität stattfindet. Auch kann hier (wenn vorhanden) den einzelnen Vorlieben Rechnung getragen werden und können die Sitzmöglichkeiten buntgemischt aus Sesseln, Ohrensesseln, Couch, etc. bestehen. Das Sitzen am (Eß-) tisch finden die TN auch gemütlich. Sie kennen es von früher in der Küche, da oft nur dieser Raum schön warm war. Schnell entwickelt sich ein Zusammengehörigkeitsgefühl und Erinnerungen werden wach.

Mitarbeiterinnen und Angehörige sollen über das Angebot Bescheid wissen, um einen ungestörten Ablauf zu gewährleisten. Die Gruppenleiterin darf Hilfe anfordern, etwa wenn ein Teilnehmender

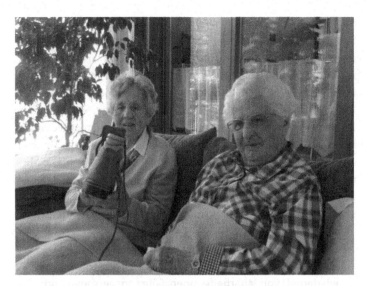

Abb. 4.1 Zwei Damen der Dienstagsgruppe beim Betrachten des Erinnerungsankers – wegen des kalten Wetters stecken sie „unter einer Decke"

die Gruppe verlassen will. Steht sie auf, ist die Konzentration der anderen Teilnehmenden unterbrochen und muss erst mühsam wieder aufgebaut werden. Hintergrundlärm stört nicht nur Menschen mit Demenz, sondern erschwert auch die Aktivität hörbeeinträchtigter Teilnehmender.

Bei Zeit- oder Platzmangel kann die Aktivierung auch „aufsuchend" sein, d. h., die Gruppenleiterin setzt sich in eine bereits vorhandene Runde in der Pflegestation oder im Aufenthaltsraum. Wenn in diesem Setting die Beteiligten profitieren sollen, sind Rücksicht, Einsicht und Empathie von Seiten der Mitarbeiterinnen und Besucher absolut notwendig.

Zu einem optimalen Milieu gehören auch Raumtemperatur, geeignete Sitzgelegenheiten, gute Sicht auf die Gruppenleiterin und eine ausreichende Beleuchtung, damit sehbehinderte Teilnehmenden nicht in ihrem Vergnügen eingeschränkt sind (◘ Abb. 4.1).

Ein Flipchart o.Ä. erleichtert den weniger gut Hörenden die Orientierung. So kann man dort das Stichwort anschreiben, um das es gerade geht, z.B. beim Singen oder Vorlesen den Titel des Werks oder „riechen", „schmecken" usw. Inwieweit dieses Angebot von den Teilnehmenden angenommen wird und ob sie davon profitieren, sollte ausprobiert werden.

> ❯ Das Umfeld als schützender Rahmen ohne Reizüberflutung, sondern in gemütlicher Atmosphäre, trägt wesentlich zum Gelingen der gemeinsamen Aktivität bei.

■ ■ **Was tun bei Unterbrechungen?**

Sollte trotz der Information über die Gruppenaktivität der Ablauf unterbrochen werden, dann darf sich vor allem die Gruppenleiterin nicht ablenken lassen, möglichst ihren Platz nicht verlassen (außer natürlich bei Notfällen) und sich auf keine Gespräche einlassen. Sie hält sozusagen die Fahne der Konzentration aufrecht. Sind es andere Bewohner oder auch Angehörige, die eintreten, so werden sie eingeladen, mitzumachen. Es sollte aber Verständnis dafür vorhanden sein, dass private Unterhaltungen das Gruppengeschehen stören. Die Mitarbeiterinnen sollten wissen, dass es sich um eine Intervention im Sinne der Lebensqualität handelt, und pflegerische Maßnahmen danach planen bzw. auch die Bewohner rechtzeitig für die Stunde vorbereiten.

> ❯ Die Wertschätzung gegenüber psychosozialen Interventionen ist nicht selbstverständlich und muss wiederholt von Mitarbeiterinnen, Führungspersonen und Angehörigen eingefordert werden.

■ ■ **Wann ist die beste Tageszeit?**

In die Planung der regelmäßigen Einheit (mindestens einmal in der Woche) muss die optimale Tageszeit mit einbezogen werden. Abhängig von der Tagesstruktur der Institution eignen sich der späte Vormittag vor dem Mittagessen oder der frühe Nachmittag nach Mittagsschlaf und Kaffee. Berücksichtigt werden sollten auch die Besucherfrequenz und andere regelmäßige Ereignisse in der Institution. Findet die Aktivität zu spät am Nachmittag statt, sind die Teilnehmenden eventuell schon vom Tagesgeschehen ermüdet.

Es hat sich bewährt, dass eine weitere gemeinsame Tätigkeit oder eine Mahlzeit der Validierenden Aktivierung folgt, denn gerade für Menschen, die sich in einer fortgeschrittenen Demenzphase befinden und damit verbundene kognitive Einschränkungen haben, ist es sehr schwierig, wenn sie sich nach einer „lebhaften, unterhaltsamen" Stunde plötzlich allein und ohne Anreiz in ihrem Zimmer wiederfinden.

Allerdings werden auch für die Tageszeit keine fixen Regeln aufgestellt. Wieder hängt es vom Biorhythmus der Teilnehmenden ab.

4.2 Ablauf einer Aktivierungseinheit

4.2.1 Aller Anfang ist schwer?

Wenn alle Teilnehmenden bequem sitzen, eventuell auf ihrem Stammplatz, und jeder/jede sich wohlfühlt (Toilettengang, Trinken, Wärme, Sitzposition), beginnt die Einheit mit der persönlichen

Begrüßung. Das mag banal klingen, doch sollte jeder Teilnehmende sich wie ein besonders willkommener Gast fühlen. Wichtig sind daher

- Blickkontakt,
- Händedruck,
- Ansprechen mit dem Namen („Schön, dass Sie bei uns sind", „Ich freue mich, Sie zu sehen" usw.).

Besonders demente Menschen nehmen diese höflichen Willkommensgesten gerne an, sie vermitteln Sicherheit. Wärme und Freude entstehen, die Kommunikation auf der emotionalen Ebene beginnt.

▪▪ Singen und Musik

Eine weitere Kontaktaufnahme zur Gruppenleiterin, aber auch zu den anderen Teilnehmenden entsteht durch Musik, Bewegung und Singen, die sozusagen den „Auftakt" der Einheit darstellen.

Bekannte Musik bewirkt eine Stimmungsaufhellung, vermittelt wieder Sicherheit, weil sie vertraut ist. Meist ist sie verbunden mit gefühlsbehafteten Erinnerungen: Der Walzer erinnert an das Zusammensein mit Freunden, das Wanderlied an einen schönen Sonntag usw.

Singen unterstreicht das Miteinander unter Gleichgesinnten, spricht das Altgedächtnis an und ermöglicht nicht nur das Abrufen der Melodie, sondern auch des Textes, den auch Teilnehmende nachvollziehen können, die sonst nicht mehr sprechen.

Die Musik muss nicht zum Thema passen, manchmal findet sich kein passendes Stück, sollte den Teilnehmenden aber gefallen (Biografie) und am Beginn aktivierend sein. Gerade Märsche und Walzerklänge sind vertraute Rhythmen, sprechen die meisten Menschen an und laden ganz natürlich zur Bewegung ein. Im prozeduralen Speicher abgelegte Bewegungsabläufe sind z. B. Klatschen, Schunkeln, Trommeln, auf die Schenkel klatschen, die Füße im Takt bewegen. Die Gruppenleiterin kann zur Anregung auch selbst mit einer Bewegung beginnen.

Mitreißende Musik führt ganz ohne Instruktionen von Seiten der Gruppenleiterin zu eigenständigen Bewegungen, man kann sich von den Ideen der Teilnehmenden durchaus überraschen lassen und diese aufgreifen.

Wenn Materialien zur Bewegung verwendet werden, besitzen diese wieder einen natürlichen Aufforderungscharakter (wie Bälle oder Luftballons) und sind den Teilnehmenden vertraut. Es ist abhängig von der Gruppenzusammensetzung, ob Material und Musik, Bewegung und Singen zusammen eingesetzt oder Texte ausgeteilt werden. Die Gleichzeitigkeit von zu vielen Informationen kann überfordern und den Spaßcharakter von Musik und Bewegung

4

mindern. Besser ist es, die erste Strophe eines Liedes zu wiederholen (als alle Strophen durchsingen), so wird keine Textvorlage zum Mitsingen benötigt.

Rhythmus reißt mit und vermittelt Ordnung durch einen regelmäßigen Takt, die Konzentration wird gestärkt, es wird Abstand von Ereignissen davor gewonnen. Wenn Musik zum Thema passend ausgewählt werden kann, stimmt sie auf die kommenden Erinnerungsanker ein und unterstützt das Abrufen von Erlebnissen, aber auch von Wortschatz und Abläufen.

Heute ist das Thema „Wandern" geplant, eine Freizeitaktivität, die wegen der hohen Berge ringsum zur Biografie der Gruppenmitglieder gehört. Nachdem alle Teilnehmenden ausgiebig begrüßt wurden, beginnt die Stunde:
„Damit wir in Schwung kommen, starten wir mit einem Lied, das Sie vielleicht früher selbst gesungen haben! Ist das in Ordnung für Sie?"
Musik hören eigentlich alle Teilnehmenden gerne, Frau O. setzt sich aufrecht hin, seh- und hörbeeinträchtigte Teilnehmer werden noch einmal informiert, dass ein Lied gesungen wird.
Das Lied „Das Wandern ist des Müllers Lust" wird von der CD mit Singstimme und Begleitung abgespielt, die Gruppenleiterin und Frau B. singen mit (Frau B. kennt von den meisten Liedern die erste Strophe); die anderen Teilnehmer beginnen leise mitzusingen. Frau R. bewegt die Lippen, wenn sie angesehen wird. Am Ende der ersten Strophe sind alle involviert. Um die Aktivierung zu verstärken, wird die erste Strophe wiederholt, einige Damen „wandern" schon im Sitzen mit; auch das Mitbewegen der Arme – wie eben beim Wandern – wäre möglich, abhängig von der Mobilität und Koordination der Teilnehmenden.
Da es ein Lied zum Thema gibt, werden die Teilnehmenden schon eingestimmt, und Frau S. sagt: „Das haben wir immer in der Schule beim Wandern gesungen."

4.2.2 Präsentation der Erinnerungsanker

In der Stunde zum Thema „Wandern" repräsentierte schon das Lied den ersten Erinnerungsanker, so dass gleich weiter in die Runde gefragt wird, ob die Anwesenden denn gerne gewandert sind. „Ja, natürlich", meint Frau O., ganz weit sei sie gewandert. Frau B. nickt nur, und Frau K. meint, also weit sei sie nie gegangen. Um das Thema konkret zu machen, wird der erste Gegenstand präsentiert, der ganz wichtig für eine richtige Wanderung ist. Frau S. ruft: „Ein

Rucksack!" Und Frau H. meint: „Ja, das ist ja ein richtiger Rucksack!" Die Bezeichnung kommt also spontan von einer Teilnehmenden. Der Rucksack macht die Runde, Frau O. bekommt ihn als Erste und befindet, dass er sehr schwer sei. Auch die anderen greifen nach den Tragegurten und beurteilen das Gewicht. Frau R. wird er extra präsentiert und gefragt, ob sie den Rucksack auch einmal heben will. Weiter werden die Schnallen geöffnet, die Schnur aufgezogen und wieder verknotet und in den Taschen gekramt. Eine Teilnehmerin nimmt ihn auf die Schultern.

Sich erinnern heißt etwas Vertrautes zu erkennen und sich sicher zu fühlen. Gerade eine Demenz lässt Teile der Erinnerungen erlöschen, zuerst die unmittelbaren, schließlich aber auch die langfristigen. Im Fokus der Erinnerungsarbeit stehen vor allem die eigene Kindheit und das junge Erwachsenenalter. Teilnehmer mit beginnender Demenz erinnern sich auch noch an Ereignisse im fortgeschrittenen Erwachsenenalter.

■ ■ **Tipps für Gruppenleitende**

In einer Gegenwart, in der vieles fremd geworden ist, erleichtert es und stimmt es froh, wenn festgestellt werden kann: „Ja, das kenne ich, das habe ich auch verwendet!" Die Bezeichnung selbst ist dabei nicht so wichtig und darf es für die Gruppenleiterin auch nicht sein. Etwas benennen heißt einen einzelnen Begriff abrufen zu müssen, und das steht nicht im Vordergrund.

Fragen wie „Was ist das" und „Wie heißt das?" sind eher zu vermeiden. Schon eher darf man sich erkundigen, was man denn mit einem Utensil alles tun könnte, denn da gibt es die Möglichkeit, auch Bewegungen zu zeigen. Es muss kein einzelner Begriff abgerufen werden.

So werden vor allem Gegenstände, Utensilien angeboten, die möglichst verschiedene Sinne provozieren, die dann zu eigener Aktivitäten anregen und so eine Kaskade von Erinnerungen in Gang bringen. Bewegung, die von den Teilnehmenden selbst kommt, wird also nicht nur durch Musik erzeugt, sondern auch durch die angebotenen Erinnerungsanker. Teilnehmer, die einen Schneebesen in die Hand nehmen, fangen von selbst an, damit „zu schlagen und zu rühren".

Je mehr Sinneskanäle angesprochen werden, desto leichter finden sich Anknüpfungspunkte für Erlebnisse und andere Inhalte aus dem Langzeitgedächtnis. Dazu ist es notwendig, möglichst verschiedene Qualitäten (aber nicht zu viele) anzubieten: etwas Großes, Kleines, Weiches, Hartes, etwas, das man vorsichtig anfassen muss oder mit beiden Händen etc.

❯ **Es wird hauptsächlich sensorisches Material mit Alltagsbezug verwendet, das einen hohen Aufforderungscharakter besitzt, und eher wenig bis gar keine der üblichen Therapiematerialien.**

Nicht immer müssen die Utensilien „alt" und vom Flohmarkt sein. Bei einigen Gegenständen hat sich die Gestalt nicht wirklich verändert, so dass man ruhig zu handelsüblicher Ware greifen kann, z. B. zu Schulheften, Puppen, Stofftieren, Haushaltsgeräten aus Holz.

❯ **Mit der Zeit können verschiedene Erinnerungsanker in Themenboxen gesammelt werden. Die wiederholte Verwendung ist möglich, ebenso die Kombination in neuen Themenstunden.**

■■ **Vorschläge für alle Sinne**

■ **Riechen**

Es muss damit gerechnet werden, dass die Geruchswahrnehmung bei manchen Teilnehmenden beeinträchtigt sein kann.

Die Geruchsproben sollten in ihrer natürlichen bzw. alltäglichen Form angeboten werden, so dass zusätzlich noch etwas ertastet werden kann. Es geht nicht um das Erraten, sondern um den Genuss und die Wahrnehmung (◻ Abb. 4.2).

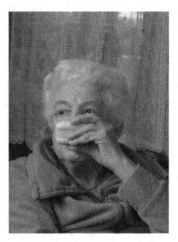

◻ **Abb. 4.2**   Seife mit Eau de Cologne-Duft

Beispiele für alltagsbezogene Geruchsproben
- Kräuter, frisch und getrocknet
- Lavendelkissen
- Seifen in verschiedenen Größen, Farben und Formen
- Parfüms (Maiglöckchen, Kölnisch Wasser, Rose): auf ein Taschentuch sprühen, Flasche eignet sich auch zum Betasten, Öffnen etc.
- Cremes und Salben, die auch in kleinen Portionen verrieben werden können: Dose öffnen und schließen, mit dem Finger Creme aufnehmen, selbst verreiben (z. B. Nivea®-Creme)
- Blumen der jeweiligen Jahreszeit
- Früchte, Gemüse der Saison (Sellerie, auch Knoblauch und Zwiebel): zuerst begreifen, dann eventuell kosten
- Gemahlener Kaffee
- Getränke: Rotwein, Säfte

■ **Schmecken**

Kosten ist etwas sehr Lustvolles, wieder kann auch die Geschmacks-
verarbeitung beeinträchtigt sein. Wird etwas miteinander zubereitet
oder auch nur miteinander verzehrt, so wird das Gemeinschaftsgefühl gestärkt.

Besonders anregend ist es z. B., zuerst das Ganze (einen Apfel)
zu riechen und zu betasten, um ihn dann miteinander zu zerteilen
und zu essen.

Vorschläge für Geschmacksproben
- Früchte der Saison, ganz und zerteilt, als Gelee, als
  Marmelade, als Saft
- Tees, Kaffee
- Eis, Schokolade
- Brot, Gebäck, Kuchen, Kekse
- Käse
- Butter

■ **Hören**

Die Qualität der angebotenen Geräusche, Musik etc. sollte gut und
eindeutig sein und das Angebot nicht mehr als 3–4 Dinge in Folge
umfassen:
- bekannte Tiere,
- Fahrzeuge,
- Alltagsgeräusche (max. 3–4),
- Hörbilder, die ganze Szenen beschreiben: Im Wald, Auf dem
  Bauernhof, In der Stadt.

■ **Musik**

Lieder, Tänze (je nach Biografie), Instrumente, Schlager, Operet-
ten – all das ist geeignet.

Mittlerweile stehen auch CDs mit Singstimme oder nur mit
Instrumentalbegleitung zur Verfügung, die in einem verlangsam-
ten Tempo aufgenommen wurden, aber auch CDs mit Geräuschen
(► Anhang).

Praxistipp

Unterstützendes Material dazu finden Sie unter www.
Tageszentrum-am-Geiersberg.de.

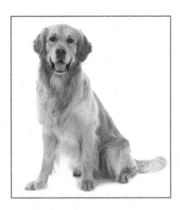

4

◨ **Abb. 4.3**   Thema „Haustiere"

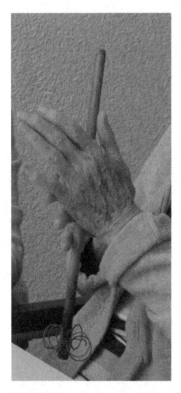

◨ **Abb. 4.4**   Das Be-Greifen des Quirls setzt die entsprechende Bewegung in Gang

■ **Sehen**

Die Darstellungen sollten eindeutig erkennbar sein und sich vom Hintergrund abheben. Es gibt auch Abbildungen ohne Hintergrund (◨ Abb. 4.3). Die Größe passt sich dem Sehvermögen der Teilnehmenden an, so dass auch Personen mit Einschränkungen noch vom Angebot profitieren.

■ **Tasten**

Objekte zum „Begreifen" und Hantieren dürfen in keiner Einheit fehlen (◨ Abb. 4.4), da sie die Brücke zu Erinnerungen und Gedanken bilden, gerade bei fortgeschrittener Demenz.

Verschiedene Qualitäten an Form, Gewicht und Größe werden angeboten: schwere Utensilien, leichte, mit rauer oder glatter Oberfläche, aus verschiedene Materialien (Stoff, Holz, Metall etc.), eine Schüssel mit Erbsen, Bohnen, Getreide, Sand usw.:

- ein weiches Staubtuch, eine harte Bodenbürste, ein Staubwedel, ein Schwamm (nass und trocken), Schmierseife (z. B. Thema „Putzen");
- ein Wanderschuh (schwer), Regenschutz (ausbreiten-zusammen legen), Wanderstock (ausprobieren), Taschenmesser (verschiedene Funktionen ausprobieren), Rucksack (Schnallen und Band zum Öffnen) (z. B. zum Thema „Wandern");
- eine Haube, Handschuhe, Schal usw. laden zum Aufsetzen, Anziehen etc. ein (z. B. zum Thema „Handarbeiten").

Den Teilnehmenden wird auch das Zusammenräumen und Einräumen überlassen, ja, sie werden gebeten, das doch zu übernehmen.

❯ **Die Tastobjekte sollen zum Hantieren einladen (etwas damit machen), zum Begreifen (einmal vorsichtig, einmal mit beiden Händen), zum Öffnen und Schließen, Kramen, Heraussuchen, Auseinandernehmen und Zusammenlegen. All dies soll die Feinmotorik fordern und Erinnerungen wecken.**

In welchem Ausmaß die Teilnehmenden mit den Anregungen umgehen, bleibt ihnen natürlich selbst überlassen. Jede Aktivität ist ja freiwillig. Hier ist allerdings wieder auf die Unterschiede von Teilnehmern in Phase 1 und 2 zu achten. Bei Menschen, die sich in Phase 1 befinden, sollte man den Gegenstand (= Erinnerungsanker) anbieten und abwarten, ob und in welcher Art und Weise er bereit ist, diesen zu „begreifen".

Teilnehmende ab Phase 2 dürfen durchaus dazu eingeladen werden, den Gegenstand doch in die Hand zu nehmen, die Schwere abzuschätzen, hineinzuschauen, etwas zu öffnen. Man kann ihnen alles also direkter anbieten bzw. miteinander öffnen, hantieren etc. An der Körperhaltung und am Gesichtsausdruck wird sorgsam beobachtet, ob die Vorgehensweise so passt bzw. die angebotenen Wahrnehmungsinhalte auf Interesse stoßen.

> **Die Gruppenleiterin kann einen Gegenstand, einen Geruch, ein Bild einzeln betrachten/begreifen lassen. Oder sie bietet für jeden Teilnehmenden z. B. einen Kochlöffel an – das spart Zeit, ist aber nicht immer möglich.**

4.2.3 Biografische Fragen

In der Themenstunde zum Wandern kreist das Gespräch um die Wanderziele, die Begleitung und die ordentliche Verpflegung. Frau S. weiß noch genau, wo sie spazieren gegangen ist. Frau O. nennt keine Ortsnamen (und wird auch nicht danach gefragt), sondern erzählt, dass sie auf einen hohen Berg gestiegen ist.

Fragen für die Biografiearbeit werden vorbereitet, um die Moderation flüssig zu gestalten. Eine Auswahl an konkreten Fragen liegt vor, denn es ist schwierig, einfach über ein Thema zu erzählen („Wie war denn Ihre Jugend?").

> **Nach genauen Daten und Zeitangaben, auch Ortsnamen etc. wird nicht gefragt – es sei denn, die Teilnehmer geben solche Informationen spontan von sich aus.**

Ausgehend vom Erinnerungsanker wird festgestellt, ob der Teilnehmende so ein Gerät überhaupt schon verwendet hat, ob er auch Äpfel in seinem Garten hatte etc. Das Abstrakte wird also durch den Gegenstand, das Bild usw. gemildert, das Abrufen gefördert.

Teilnehmende, die sich in der ersten Phase befinden, erinnern sich noch genauer, was sie z. B. gearbeitet haben: mit wem, ob der Weg zur Arbeit lang war und wie sie dorthin gekommen sind. Mit dem Wissen der geschichtlichen und soziokulturellen Umstände können Fragen formuliert werden, die das Erzählen unterstützen.

„Sind Sie im Sommer auch barfuß zur Schule gegangen?" – Es kann sein, dass mit dieser Frage genau diese „Szene" auftaucht und der Teilnehmer nun daran anknüpfen kann; seine Erinnerungen können wiederum die Gedanken der anderen Teilnehmer in Gang setzen.

Ein biografisches Gespräch wird moderierend begleitet und wiederholt neu angeregt, unter Berücksichtigung verschiedenen Phasen/Stadien:

Wenn der freie Abruf („Wie hat das Hochzeitskleid ausgesehen?") nicht mehr möglich ist (Phase 2), dann sehen die Teilnehmer das Bild eines Hochzeitspaares und können vergleichen:

- „Ja, so ähnlich hat mein Hochzeitskleid ausgesehen."
- „Ganz anders, es war nicht weiß."

Dann wird es den Teilnehmer überlassen, weitere Details von sich zu geben (Zeit zum Nachdenken lassen!) oder es bei dieser Feststellung zu belassen.

Die folgenden Fragen können meist beantwortet werden:

- „Haben Sie gerne im Garten gearbeitet?"
- „Mussten Sie die Hausarbeit allein bewältigen?"
- „Haben Sie sich ausschließlich um die Kinder gekümmert?"

> **Praxistipp**
>
> Mit fortschreitender Demenz werden auch die Antworten unkonkret. Dann wird nicht weiter nachgefragt oder nur Ja/Nein-Fragen bzw. zwei Möglichkeiten zur Auswahl gestellt, z. B.: „Hatten Sie Birnen oder Äpfel im Garten?"

Wenn Teilnehmende noch präzise Erinnerungen haben und das auch in Worte kleiden können, dann tun sie das gerne, haben sie doch endlich ein Forum, mit Menschen aus der gleichen Generation und ähnlichem Lebenshintergrund.

4.2.4 Stärkung der Ressourcen

Beim Thema „Wandern" unterhalten sich die Damen über die passende Verpflegung, der große Bedeutung zugemessen wird. Einiges wurde schon genannt: Äpfel, Speck, Butterbrote. Frau R., die sich selten von selbst äußert, wird in das Gespräch mit einbezogen, indem sie um ihre Meinung gefragt wird: „Was denken Sie, Frau R., soll ein Butterbrot mit eingepackt werden?" Frau R. nickt zustimmend, doch plötzlich äußert sie: „Aber ein guter Schnaps gehört auch dazu!"

Die gesamte Einheit fordert und fördert die individuellen kognitiven Ressourcen wie Wortfindung, Formulierungsvermögen, Alltagskompetenzen, sensibilisiert die Wahrnehmung und trainiert die Konzentration.

Dabei geht es nicht mehr nur um eigene Erlebnisse und Eindrücke wie bei den biografischen Fragen, sondern um Wortschatz, Kategorisieren (Gemeinsamkeiten und Unterschiede erkennen), Zuordnen, Abrufen von Alltagswissen und das Verfolgen von Abläufen (z. B. Arbeitsabläufe). Problemlösung in denjenigen Bereichen, in denen die Teilnehmer Experten sind, wird gefordert, z. B. eine Ordnung herstellen etwa Utensilien nach bestimmten Kategorien zu sortieren.

Die Ressourcenförderung kann sozusagen in die Einheit „eingestreut" werden, wann immer es passt, sie ergibt sich quasi, ist nicht ausschließliches Ziel. Im Verlauf der Stunde wird sie nach den biografischen Fragen eingeplant, kann aber in das biografische Gespräch integriert werden.

Wenn über die eigene Hochzeit gesprochen wird, kann auch noch erweitert gefragt werden, was denn alles zu einer Hochzeit gehört, welche Speisen etc. Da wird natürlich das Wissen aus der eigenen Biografie geschöpft, aber auch Alltagskompetenz gefordert, Wortfindung geübt, und es werden Abläufe beschrieben.

> Die Kompetenz bzw. das Wissen, wie z. B. eine Suppe gekocht oder ein Ofen eingeheizt wird, ist noch vorhanden, daher wird das Gespräch in der Gegenwart geführt. Das stärkt das Bewusstsein der Teilnehmenden, etwas noch zu können und Experte zu sein.

■ ■ Wahrnehmung

Eine erhöhte Konzentration wird bereits bei der Präsentation der Erinnerungsanker gefordert: Drehen, Wenden, Hantieren mit einem Gegenstand, Betrachten eines Bildes, Hinhören oder auch Kosten und Riechen.

Wenn in den Rucksack z. B. noch andere Dinge wie ein Taschentuch oder ein Taschenmesser verstaut werden, dann können die Teilnehmer eingeladen werden, doch genauer nach etwas Brauchbarem zu kramen und zu suchen. Das macht den meisten Spaß. Dann wird über das Fundstück gesprochen, z. B. ein Taschenmesser, über seine verschiedenen Funktionen, seine Verwendung. Ebenso kann diskutiert werden, wie es sich anfühlt: hart, schwer usw.

Für manche Teilnehmer mit fortgeschrittener Demenz kann es aber eine Überforderung bedeuten, sich eigenständig mit einem Gegenstand zu beschäftigen. Daher wird er dabei unterstützt. Aber auch hier gilt es, auszuprobieren, was dem Teilnehmenden zumutbar ist.

▪ ▪ **Sprache**

Dem Defizit, einzelne Wörter abzurufen bzw. möglichst viele Begriffe zu sammeln, sollte man zuvorkommen. Eigene Entscheidungen werden durch das Angebot von passenden Alternativen ermöglicht.

> Alternativen können auch leicht überfordern. Da sie die unmittelbare Merkfähigkeit beanspruchen, müssen sie sehr kurz sein (z. B.: „weich oder hart"), sonst stellen sie keine Hilfe dar. Probieren Sie auch diese Strategie mit Ihren Gruppenteilnehmern aus.

Es können auch zwei Gegenstände angeboten werden: „Was eignet sich besser zum Umrühren: der Schneebesen oder der Kochlöffel?" Als Antwort reicht das Zeigen oder Berühren aus. Das unmittelbare Merkvermögen wird nicht überfrachtet, da die Alternativen sozusagen vor Ort sind. So können auch Teilnehmende, die sich nur selten sprachlich äußern, noch Entscheidungen treffen und Experten sein.

▪ **Abrufen von Begriffen**

„Könnte das ein … sein? Was meinen Sie?" Begriffe abzurufen kann eher durch Bewegungen als durch Umschreibungen unterstützt werden. Ein Beispiel: „Was brauchen wir für eine Brotzeit/ Pause auf einer Wanderung?" – Eine Geste, die Trinken andeutet, bringt die Teilnehmer zu den Begriffen „Wasser", „Thermoskanne mit Kaffee" etc.

Teilnehmende, die sich in Phase 1 befinden, können meist Begriffe nennen, die ihrem Expertentum – z. B. als Hausfrau – entspringen:
— „Was könnten wir aus den Erdbeeren herstellen?"
— „Welche Kuchen könnten wir backen?"
— „Welche Tiere leben auf einem Bauernhof?"
— „Was packen wir für einen Badeurlaub ein?"

Das Erinnern kann noch unterstützt werden, z. B. mit Hinweisen und Fragen:
— „Was könnte man mitnehmen, um sich vor der Sonne zu schützen?"

Die sprachliche Kompetenz hängt aber auch vom Gebrauch der Sprache während der Lebenszeit ab. Wenn Reserven (mehrere Bezeichnungen für einen Gegenstand) gebildet werden konnten, stehen auch noch Begriffe zur Verfügung, wenn der Sprachschatz abbaut.

■ **Abläufe beschreiben**

Alltagsbezogenes Wissen abzurufen, in Worte zu kleiden und chronologisch zu ordnen – all das verlangt die Beschreibung von Abläufen, etwa die Arbeitsabläufe „Backen eines Kuchens", „Heuernte", „Einkochen von Marmelade", „Wäsche waschen", „Hausbau" etc.

Kurze Abläufe werden mündlich nachvollzogen, sonst können auch die einzelnen Schritte auf Karten notiert (nach den Angaben der Teilnehmer) oder auch mit Gegenständen in eine sichtbare Reihe gebracht und dann überprüft werden, ob alles komplett ist. Beispielsweise beim Marmelade-Einkochen: ganze Früchte, Zucker, Kochlöffel, Glas. Das ist weniger abstrakt als Wörter.

> **Praxistipp**
>
> Diese Vorgehensweise empfiehlt sich auch bei Rezepten, die gemeinsam erstellt werden, bzw. bei der Einkaufsliste zu bestimmten Tätigkeiten: Aufschreiben, miteinander kontrollieren, evtl. nachfragen („Was macht man zuerst – die Früchte waschen oder schneiden?").

■ **Abrufen von Allgemeinwissen**

Das Abrufen von Allgemeinwissen (z. B.: Rom ist die Hauptstadt von Italien) richtet sich nach dem Bildungsniveau und der Biografie der Einzelnen. Es sollte immer bedacht werden, dass es auch Nicht-Dementen oft schwerfällt, spontan Einzelbegriffe oder Namen abzurufen.

Im Vergleich zu einem Ganzheitlichen Gedächtnistraining wird hier (auch schon wegen des Settings) auf Arbeitsblätter verzichtet. Ausnahme sind Karten, z. B. mit Sprichwörtern: Der Gruppe wird dann der erste Teil eines Sprichwortes gezeigt bzw. vorgelesen, wer mag, kann den zweiten Teil ergänzen. Dann wird das komplette Sprichwort gezeigt, damit alle Teilnehmer es noch einmal lesen können.

Sprichwörter sind im Altgedächtnis gut verankert und machen den Teilnehmenden daher Spaß. Sie sind vertraut, das macht sicher. Ebenso eignen sich Gebete, Gedichte, Kinderreime, die gemeinsam gelesen bzw. aufgesagt werden können.

■ **Ordnen/Kategorisieren/Alltagskompetenz**

Hier geht es um das Erkennen von gemeinsamen Merkmalen, aber auch Unterschieden. Es kann festgestellt werden, was zueinander gehört (z. B. Zahnbürste und Zahnpaste), aber auch, was zueinander passt (z. B. passender Knopf zu einem Stoff).

Die Ordnungskriterien sind dabei individuell, es gibt kein falsch und richtig. Die Teilnehmenden entscheiden. Auch innerhalb der Gruppe kann es passieren, dass verschiedene Ordnungsmöglichkeiten genannt werden, dann hat das seinen Grund (Gewohnheit) und sollte auch so akzeptiert werden.

Geordnet werden Gegenstände, Früchte, aber auch Wortkarten in Großdruck und Bilder. Die Ordnung wird dabei sichtbar hergestellt, das ist weniger abstrakt, kann kontrolliert und auch verändert werden.

Beispielsweise können 2–3 Nähutensilien (Zwirn, Schere, Fingerhut, Maßband) mit 2–3 Waschutensilien (Seife, Waschlappen, Zahnbürste) vermischt werden. Die Teilnehmenden dürfen nun auseinandersortieren, die Kategorien können vorgegeben werden: „Was gehört ins Badezimmer/zum Waschen?" (Es gab früher oft kein Bad.); „Was gehört in das Nähkästchen?" (Es kann auch eines angeboten werden.)

Ohne Vorgabe der Kategorien entscheiden die Teilnehmer selbst, welche und wie viele Kategorien es gibt.

> ❯ Ordnen ist übrigens auch ohne Sprache oder Nennen von Überkategorien möglich!

Variante 1: Die Gruppenleiterin bietet jedes Teil einzeln an (auch nochmal zum Betasten), dann wird gemeinsam entschieden wird, ob z. B. die Kartoffel in den Gemüsekorb oder in den Obstkorb gelegt wird. Dazu muss der Begriff „Gemüse" oder „Obst" nicht von den Teilnehmern genannt werden. Das Wissen, dass Äpfel und Birnen irgendwie zueinander gehören bzw. Kraut und Rüben, ist oft noch vorhanden, das Wort dazu nicht mehr.

In diese Vorgehensweise können auch Teilnehmende einbezogen werden, die sich sonst am Ordnen nicht mehr aktiv beteiligen. Dazu wird gewartet, bis sie den einzelnen Gegenstand, z. B. das Taschenmesser (beim Thema „Wandern"), wahrgenommen haben, erst dann fällt die Entscheidung, ob man es für eine Wanderung benötigt.

Variante 2: Es ist auch möglich, einen Gegenstand bzw. ein Bild herauszusuchen, der bzw. das nicht zu den anderen passt:

- Hirsch – Hund – Katze (Bilder),
- Bodenbürste – Geschirrbürste – Zahnbürste,
- ein Apfel in einem Korb Kartoffeln,
- eine Pelargonie in einem Wiesenblumenstrauß,
- Petersilie – Schnittlauch – Lavendel.

Die jeweilige Lösung muss akzeptiert und vom Teilnehmer nicht begründet werden, es sei denn, er äußert sich freiwillig.

Variante 3: Ebenso können auch jeweils zwei Gegenstände oder Bilder zueinander geordnet werden. Beispielsweise kann die Gruppenleiterin vier Gegenstände anbieten, dabei passen jeweils zwei zusammen. Mögliche Paare sind:

- Schraubenzieher und große Schraube,
- Hammer und Nagel,
- Topf und Deckel,
- Stricknadel und Wolle.

Weitere Anregungen: Kimspiele (Beschreibung im ▶ Anhang) und Aktivierungskarten für die Kitteltasche (Friese u. Prang 2008) – diese eignen sich jedoch eher für Menschen, die sich in der Phase 1 befinden.

> **Die Ausschöpfung des Ressourcenpotentials lässt die Teilnehmer ihr Expertentum ausleben, sie fühlen sich kompetent und wertgeschätzt.**

4.2.5 Die Ebene der Werte

Anders als bei den biografischen Fragen geht es auf der Ebene der Werte um mehr als Erzählen und Erinnern. Lebenswerte repräsentieren die Identität eines Menschen, den Rahmen und die Normen für sein Verhalten. In der Validierenden Aktivierung werden diese Lebenswerte nochmals betont, und der Teilnehmende wird in seinem Person-Sein bestärkt. Das Gespräch wechselt in die Gegenwart, denn die Werte haben noch die gleiche Bedeutung für die betroffene Person wie früher.

Die Anpassung der Kommunikation an die unterschiedlichen Phasen bestimmt, ob ein Teilnehmender sich angesprochen und zur Antwort ermuntert sieht oder sich zurückzieht.

In der ersten Phase der Demenz geht es meistens darum, sich und den anderen zu zeigen, welche Fähigkeiten, welches Wissen, welche Kompetenzen noch vorhanden sind. Gefühle sind zweitrangig bzw. werden verleugnet. Es geht um Fakten.

Frau S. gibt auf die Frage, ob Wanderungen etwas Schönes sind, zur Antwort, sie hätte keine Zeit für solche Dinge gehabt, denn sie habe immer arbeiten müssen. – Erklärung: Hier ist „Arbeit" ihr Lebenswert. Dadurch fühlt sie sich bestätigt und gebraucht. Nur wer arbeitet und was leistet, ist wertvoll.

Frau O. hingegen (sie befindet sich in der zweiten Phase der Demenz) erzählt begeistert, dass das gemeinsame Wandern mit der
Familie wunderschön ist. – Erklärung: Hier steht das Gefühl des
Miteinanders im Vordergrund. Ihr ausgedrückter Wert ist der soziale Zusammenhalt, sich jemandem oder einer Gruppe zugehörig
fühlen.

Menschen in der ersten Phase erzählen beim Thema „Wandern"
dann eventuell davon, wie wichtig es ist, eine gute Ortskenntnis
zu besitzen und sich der Gefahren in den Bergen bewusst zu sein.
Sie erzählen, wie bedeutend es ist, gut ausgerüstet zu sein, und dass
das Sich-Verlassen auf den Bergkameraden das A und O ist. Hier
könnten Fragen so aussehen:

- „Was macht einen guten Bergkameraden aus?"
- „Ist es wichtig, dass man Erfahrung hat, wenn man in die
  Berge geht?"

Menschen in der zweiten bzw. dritten Phase der Demenz sind schon
sehr auf der Gefühlsebene beheimatet. Fakten sind nur mehr zweitrangig bzw. vernachlässigbar. Hier empfiehlt es sich, nach Gefühlen
und Befindlichkeiten zu fragen.

- „Wie fühlt es sich an, in der freien Natur zu sein?"
- „Ist es ein gutes Gefühl, gemeinsam zu wandern?"
- „Schmeckt eine Jause an der frischen Luft besonders gut?"

Fragen, auf die mit Ja und Nein geantwortet werden kann, nützen
bei eingeschränkter Sprache.

▪▪ Gruppenstunde beenden

Die Wanderung geht dem Ende zu; Frau O. packt mithilfe von Frau
H. alle Utensilien in den Rucksack und verschnürt diesen fest. „Von
einer Wanderung wird man hungrig", meint sie, zum Glück wartet
schon das Mittagessen. Die Gruppenleiterin fragt in die Runde, ob
ein gemeinsames Abschlusslied recht wäre, und nach dem Kom-
mentar von Frau S. („Musik passt immer") ertönt zum Abschied „Im
schönsten Wiesengrunde". Das kennen alle Teilnehmer.

Eine gemeinsame Stunde darf nicht abrupt beendet werden, sondern
sollte langsam und für alle deutlich ausklingen. Vorschläge:

- ein kurzes Gedicht vorlesen,
- ein gemeinsames Gebet sprechen,
- Sprichwörter ergänzen,
- ein Lied singen.

Beim Singen wird das Anfangslied wiederholt oder auch ein Lied/ Musikstück, das den Abschied thematisiert bzw. vom Tempo her etwas langsamer bzw. getragener ist (z. B. „Am Brunnen vor dem Tore").

Die Verabschiedung zum Schluss (bevor die Teilnehmer zurückbegleitet werden) erfolgt wieder mit Namensnennung, Händedruck und freundlicher, aufmerksamer Kontaktaufnahme – so wirkt das Gefühl der Gemeinschaft nach.

4.2.6 Selbstreflexion

Welche Parameter bestimmen nun, ob eine Aktivierungseinheit „gelungen" ist? Mit einem Rückblick auf die zuvor beschriebenen Ziele kann sich die Gruppenleiterin folgende Fragen stellen, die im Folgenden hier zusammengefasst sind.

■ ■ **Fragen zur Selbstreflexion der Gruppenleitung**

Wurden die **sozialen Bedürfnisse** der Teilnehmenden befriedigt?
- Kontaktaufnahme zu den anderen Mitgliedern (verbal und nonverbal)
- Etwas zusammen betrachten (meist mit dem Sitznachbarn) oder mit einem Utensil hantieren, es dem anderen zeigen etc.
- Konnte mit dem Teilnehmenden direkter Kontakt aufgenommen werden (z. B. Augenkontakt)?

Wurde dem Bedürfnis nach **Wertschätzung bzw. der Stärkung des Person-Seins** nachgekommen?
- Gelang es, den Teilnehmenden Anerkennung für Ihr Expertentum zu zollen?
- Wurden die Teilnehmenden so akzeptiert, wie sie sich während der Stunde präsentierten (auch bei unerwartetem Verhalten)?
- Konnte eine Kommunikation „auf Augenhöhe" realisiert werden?
- Gelang es, die Werte der Teilnehmenden aufzugreifen und zu stärken?

Befriedigung **emotionaler** Bedürfnisse?
- Ist es gelungen, miteinander eine „angenehme" Zeit zu verbringen?
- Konnten (non)verbale Zeichen von Freude und Interesse wahrgenommen werden?

— In welcher Stimmung verließen die Teilnehmenden die
Gruppe?
— Wie fiel die Verabschiedung aus?

Befriedigung des Bedürfnisses nach **Autonomie?**
— Hat die Gruppenleiterin die „Wahl" gelassen – bei der Suche
nach dem Sitzplatz, ein Utensil anzunehmen, auf Alternativen
zu antworten?
— Wurde genug Zeit gelassen, sich mit den angebotenen Reizen
individuell zu beschäftigen bzw. diese wahrzunehmen?

Stärkung der **Ressourcen?**
— Waren die Erinnerungsanker vertraut (der Biografie und
dem Interesse entsprechend ausgesucht)? Welche „bewegten"
besonders, welche stießen auf eher geringes Interesse (das gilt
auch für Lieder und Musik)?
— War das Material ausreichend an sensorische und kognitive
Veränderungen adaptiert?
— Gelang es den Teilnehmenden, sich zu äußern (besonders
Menschen, die sonst nicht von sich auch aktiv werden), sich
mit dem Gegenstand/Bild eine Zeit lang konzentriert zu
beschäftigen?
— Konnten die Teilnehmenden sich weitgehend an den Anforderungen, wie „Ordnen", „Abläufe nachvollziehen" etc. (auch
nonverbal) beteiligen?

Stimulierung und **Aktivierung**
— Wurden möglichst viele Sinne angesprochen?
— Konnte „Bewegung" (in jeder Hinsicht) bei den meisten
Teilnehmenden beobachtet werden? (Reaktion auf das
Angebot, die Trainerin, die anderen Teilnehmenden, Verän-
derung der Stimmung, der Körperhaltung, des Gesichtsaus-
drucks etc.)

Aufarbeitung und **Integration**
— Konnten Erinnerungen bzw. Wiedererkennen ausgelöst
werden?
— Welche Emotionen konnten beobachtet werden?
— Wurde aus der Biografie berichtet (den Phasen
entsprechend)?
— Wurde sogar über ein belastendes Erlebnis berichtet?

Die Rückschau mittels der angeführten Anregungen kann von jeder Gruppenleiterin individuell erweitert werden, soll aber keinesfalls zu Leistungsdruck führen, sondern helfen, auf die Bedürfnisse und Wünsche der Gruppe optimal einzugehen.

Es kann auch bei bester Vorbereitung ein Erinnerungsanker auf weniger Interesse stoßen oder ein Teilnehmender (eventuell auch aufgrund körperlicher Beschwerden) sich zurückziehen.

> ❯ Die Gruppenleiterin darf bei der Frage, ob die vergangene Einheit eine „runde" Sache war und sie auf der emotionalen Ebene mit ihren Teilnehmenden in Kontakt treten konnte, auch ihrem eigenen Gefühl vertrauen.

Literatur

Friese A, Prang E (2008) Aktivierungskarten für die Kitteltasche I + II. Vincentz, Hannover

Stundenkonzepte – Vom Wissen zum Handeln

Gebrauchsanleitung zur Verwendung der Stundenbilder

Helga Schloffer, Irene Gabriel

© Springer-Verlag Berlin Heidelberg 2017
H. Schloffer, I. Gabriel, E. Prang, *Stundenkonzepte für Menschen mit Demenz in der Pflege*,
DOI 10.1007/978-3-662-52761-0_5

⬛ Tab. 5.1 Grundschema des Ablaufplans

Inhalt/Ablauf	Durchführung
1 Anfangsphase	
Vorschläge für den Einstieg in die Einheit: Lieder Musik, einfache Bewegungen	Aus den Anregungen auswählen, was individuell für die Gruppe passt (sonst auch auf andere Angebote, z., B. regionsspezifische, zurückgreifen)
2 Erinnerungsanker	
Vorschläge für Erinnerungsanker	Wie können die Erinnerungsanker präsentiert werden? Wie kann ein Einstieg ins biografische Gespräch gestaltet werden?
3 Biografische Fragen	
Weitere zum Inhalt des biografischen Gesprächs passende Erinnerungsanker; das Abrufen von Erinnerungen soll so unterstützt werden	Themenvorschläge
	Welche Fragen können gestellt werden?
	Aus den angebotenen Fragen die auswählen, die dem Interesse und der Biografie entgegenkommen
	Die Formulierung (offene Fragen, Fragen mit Antwortalternativen) wird an die Phase der Demenz adaptiert.
	Zeit: Vergangenheit, außer es handelt sich um Vorlieben, die auch gegenwärtig bestehen.
4 Förderung der Ressourcen	
Anregungen um gezielt die Teilnehmenden zu fördern: – Wortschatz/Wortfindung – Sprachkompetenz (Verwendung der Sprache) – Alltagskompetenz – Ordnungen erkennen und gestalten – Wissen abrufen – Abläufe erkennen	Phasengerecht und ohne Leistungsdruck, evtl. unter Verwendung weiterer sensorischen Materials vorhandene Fähigkeiten stärken
	Vorschläge können auch im biografischen Gespräch integriert sein
	Sprache: Gegenwart, denn die Ressourcen sind ja gegenwärtig vorhanden
5 Werte- und Gefühlsebene	
Welche Lebenswerte werden berührt?	Wie können die Lebenswerte phasengerecht gestärkt und bestätigt werden?
	Fragenvorschläge, aus denen gewählt wird Sprache: Gegenwart
6 Schlussphase	
Gestaltung des Ausklangs Persönliche Verabschiedung Bedanken	Aktivitäten, die symbolisch bzw. auch nonverbal den Abschied verdeutlichen

Die folgenden Stundenbilder dienen als Anregung. Je nach Verfügbarkeit, Gruppenzusammensetzung und Material kann das passende Thema ausgesucht werden, das den Kriterien der größtmöglichen sensorischen und emotionalen Anregung entspricht (⬛ Tab. 5.1).

5

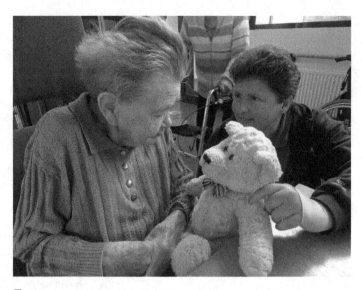

◘ **Abb. 5.1**   Hatten Sie auch so einen?

5.1   Familie und Kinder

Stundenthema „Familie und Kinder"

Kinder spielen im gegenwärtigen Leben vieler alter Menschen eine große Rolle, der Besuch von Kindern ist eine gern gesehene Abwechslung im Heimalltag.

Das Stundenthema beschäftigt sich nun mit dem Großwerden der eigenen Kinder bzw. Nichten und Neffen, mit der Bedeutung der eigenen Kindheit, aber auch mit den Erziehungsnormen damals (◘ Abb. 5.1).

Es kann sein, dass die Teilnehmenden in ihre eigene Kindheit „zurückkehren" bzw. zwischen der Erziehung ihrer Kinder und den eigenen Kindheitserlebnissen wechseln, je nachdem, wie die Erinnerungsanker wirken. Schmerzhafte Erinnerungen haben ebenso einen Platz. Sie können geteilt und so bearbeitet werden.

Mögliche Utensilien
- (Therapie-)Puppen
- Kinderkleidung
- Taufkerze, Taufkleid
- Spielzeug (auch Bilder)

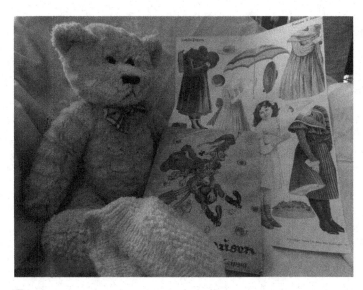

■ **Abb. 5.2** Teddy, Ausschneidebogen, Kinderbuch und Babyhaube

- Ausschneidebogen
- Bücher
- Eisenbahn
- Murmeln
- Ball, Springschnur
- Teddy, Stofftiere
- Spieluhr
- Blechspielzeug (auch zum Aufziehen)
- Fotos von einem Kinderwagen, einer Wiege etc., aber auch von Kindern
- Kinderlieder

■ Abb. 5.2 zeigt eine kleine Sammlung von möglichen Utensilien.

5.1.1 Ablaufplan für die Gruppenstunde

Der folgende Ablaufplan (■ Tab. 5.2) begleitet Sie durch die Gruppenstunde. Er erläutert die einzelnen Phasen und die Präsentation der einzelnen Utensilien.

Ablaufplan für die Gruppenstunde zum Thema „Familie und Kinder"

5

◘ Tab. 5.2 Ablaufplan für die Gruppenstunde zum Thema „Familie und Kinder"

Inhalt/Ablauf	Durchführung
1 Anfangsphase	
Persönliche Begrüßung	Sing along
Aufwecker: Kinderlied, z. B. „Ein Männlein steht im Walde" oder „Fuchs, du hast die Gans gestohlen"	Kennen Sie das Lied? (Von der Schule?)
	Haben Sie es früher selbst gesungen?
	Haben Sie es mit Ihren Kindern gesungen?
Softball	Wie war es mit Bällen? Haben Sie auch Ball gespielt – als Kind bzw. mit Ihren Kindern?
	Den Ball einem Teilnehmer zuwerfen, ein Spiel beginnen
2 Erinnerungsanker	
Puppe oder Kinderkleidung oder Teddy	Eine Puppe wird herumgereicht, es wird den Teilnehmern überlassen, wie echt bzw. lebendig die Puppe ist.
	Bub oder Mädchen?
3 Biografische Fragen	
Mit Beispielen bzw. Alternativfragen das Abrufen unterstützen; ein Gespräch moderieren	Eigene Kinder/Neffen/Nichten?
	Namen nur, wenn sie spontan einfallen!
Kinderkleidung bzw. Fotos	Was haben Sie für Ihre Kinder gemacht?
KInderspielzeug	Was haben Sie Lustiges miteinander unternommen?
	Was war schwierig?
	Was durften Ihre Kinder auf keinen Fall tun?
	Wie bestraften Sie Ihre Kinder?
	Was war Ihnen verboten?
	Mussten Sie manchmal streng sein?
	Wer unterstützte Sie bei der Erziehung?
	Konnten Sie Spielzeug schenken – oder eher Kleidung?
	Welche Kleidung trugen Ihre Kinder?
	Am Sonntag, im Alltag, in der Schule?
	Haben Sie oft etwas selbst genäht oder gestrickt?
Taufkerze	Erinnern Sie sich noch an die Taufe Ihrer Kinder?
	Waren viele Angehörige eingeladen?
	Wurde der Pfarrer auch eingeladen?
4 Förderung der Ressourcen	
Wortfindung:	Wir suchen noch Namen für Buben und Mädchen
Namen finden für beide Geschlechter	Teilnehmer ziehen einen Buchstaben-Namen werden gemeinsam gesucht!
Evtl. Anfangsbuchstabe vorgeben – Buchstabenkarte	
Was macht Kindern Spaß?	Begriffe/Tätigkeiten werden gesammelt
Wissen abrufen:	Das Abrufen durch spezifische Bewegungen oder Bilder unterstützen
Reime/Titel aus Kinderbüchern ergänzen, z. B. aus „Max und Moritz" oder „Struwwelpeter"	Mündliche Vorgabe: Der erste Teil eines Kinderbuches/eines Auszählreimes wird vorgelesen, die Teilnehmer ergänzen
Abzähl/Auszählreime von Gruppenspielen	Der Anfang eines Märchens wird vorgelesen und mit den Teilnehmenden gemeinsam weitererzählt.
Märchen	

Inhalt/Ablauf	Durchführung
5 Werte- und Gefühlsebene	
Gemeinschaft Familie, Vater-/Muttersein, Familienwerte	Phase 1: Ist eine funktionierende Familie etwas Wichtiges?
	Müssen Vater und Mutter Vorbilder sein?
	Was ist wichtig bei der Kindererziehung?
	Hat man in einer Familie bestimmte Aufgaben und Pflichten?
	Gibt Familie Sicherheit?
	Ist man in einer Familie füreinander verantwortlich?
	Was macht eine gute Mutter, einen guten Vater aus?
	Ist es wichtig, dass die Familie sich aufeinander verlassen kann?
	Phase 2: Ist es ein gutes Gefühl, wenn die Familie zusammen ist?
	Sind Regeln wichtig im Familienleben?
	Wie fühlt es sich an, wenn einer die Familie verlässt?
6 Schlussphase	
Aufräumen	Zusammen mit den Teilnehmenden die Utensilien in einen Korb/ eine Tasche räumen
Ein Kindergebet und/oder	
Wiederholung – Singen bzw. Spieluhr	Gemeinsam ein Gebet sprechen, evtl. mit Vorlage
Persönliche Verabschiedung	Ein Schlusslied singen, evtl. ein Schlaflied und/oder einer Spieluhr zuhören
Bedanken	

Weitere Fragen zur Kindheit:

— Wuchsen Sie in einer großen Familie auf?

— Hatten Sie viele Geschwister?

— Verstanden Sie sich mit Ihren Schwestern und Brüdern?

— Worüber wurde gestritten?

— Waren Ihre Eltern streng? Was durften Sie auf keinen Fall tun?

— Was passierte, wenn Sie sich nicht an die Vorschriften hielten? Mussten Sie als Kind schon arbeiten/mithelfen?

— Gab es genug zu essen oder hatten Sie manchmal Hunger?

— Was hätten Sie sich gewünscht, konnten es aber nicht bekommen?

— Was haben Sie als Familie unternommen – was war am schönsten?

Weitere Fragen zur eigenen Kindheit

Liedervorschläge

— Hänschen klein

— Hänsel und Gretel

— Spannenlanger Hansel

— Ein Männlein steht im Walde

Liedervorschläge zum Thema „Familie und Kinder"

- Schlaf Kindlein schlaf
- Der Mond ist aufgegangen
- Suse, liebe Suse
- Kommt ein Vogel geflogen
- Häschen in der Grube
- Taler, Taler du musst wandern
- Alle meine Entchen
- Ich gehe mit meiner Laterne

5

Weitere Ideen zum
Stundenbild „Spielzeug"

■ ■ **Weitere Ideen – Stundenbild „Spielzeug"**

Dieses Thema zeigt je nach soziokulturellem Hintergrund große Unterschiede. Während in den bürgerlichen Familien durchaus Spielwaren geschenkt wurden, war die Auswahl auf dem Land beschränkt auf einzelne Gegenstände. Auch wurde Spielzeug selbst hergestellt: aus Zündholzschachteln oder Holz ein Zug, aus Fensterkitt Puppen, Kleidung aus Stoffresten etc.

Erinnerungsanker:
- (Holz-)Eisenbahn, Blechauto, Bausteine, Bewegungsspielzeug zum Aufziehen, Zinnsoldaten, Kaufladen, Drachen
- Puppenstube (Teile davon), Puppenwagen, Puppen (auch moderne), Puppenkleider, Puppengeschirr, Brummkreisel, Schaukelpferd
- Teddybären, Stofftiere
- Murmeln, Springseil, Bälle, Reifen, Fadenspiel
- Mensch ärgere dich nicht, Mühle, Dame, Halma, Kartenspiele (z. B. Quartett, Schwarzer Peter)
- Auszählreime, Bücher

Biografische Fragen:
- Haben Sie selbst Spielzeug/Puppen gebastelt/hergestellt?
- Was hätten Sie sich gewünscht und haben es eventuell nicht bekommen?
- Wann/von wem bekamen Sie Spielzeug?
- Stritten Sie sich mit den Geschwistern um Spielzeug?
- Konnten Sie bei Brettspielen verlieren?
- Gab es besonders eindrucksvolle Ereignisse in der Kindheit? (Verwandtenbesuch/Kirtag)

Stärkung der Ressourcen:

- Was/womit spielen Jungen bzw. Mädchen?
- Spielwaren (auch Bilder) anbieten – nach dem Geschlecht sortieren
- Welche Spiele werden draußen gespielt? Ein Ballspiel beginnen.
- Weitere Kinderbücher nennen (evtl. den ersten Teil des Titels nennen – ergänzen lassen)
- Kinderlieder anspielen (nur instrumental) – Wer kann mitsingen?

5.2 Schule und Ausbildung

Die Erinnerungen an die (vor allem) ersten Schuljahre, den Lehrer und die Verhältnisse, unter denen der Unterricht stattgefunden hat, sind bei den meisten Teilnehmenden noch gut in der Erinnerung verhaftet (◘ Abb. 5.3). Der Schulbesuch war meist von den Kriegsereignissen bzw. von der Nachkriegszeit überschattet, die Berufsausbildung trug oft den Wünschen nicht Rechnung. Häufig konnte kein Beruf gelernt werden, sondern man musste sofort „in den Dienst" gehen, um die Eltern zu entlasten. Wurde ein Beruf erlernt, so war es oft kein Wunschberuf, sondern ein Beruf, der gerade gebraucht wurde bzw. für den es Lehrstellen gab.

Stundenthema „Schule und Ausbildung"

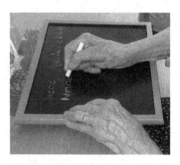

◘ Abb. 5.3 „In der ersten Klasse haben wir auf der Tafel schreiben gelernt, da konnte man die Fehler weglöschen."

Mögliche Utensilien (◘ Abb. 5.4)
- Schultasche (muss nicht alt sein, aber kein modernes Design)
- Schiefertafel (kleine Tafel aus dem Spielwarenhandel), Kreide, Schwamm
- Hefte
- Lineal aus Holz, Bleistifte, Radiergummi
- Lesefibel oder Leseproben in Kurrentschrift
- Rechenschieber
- Apfel
- Zeugnisse (evtl. alte)
- Sprichwortkarten
- Fotos von Schulklassen

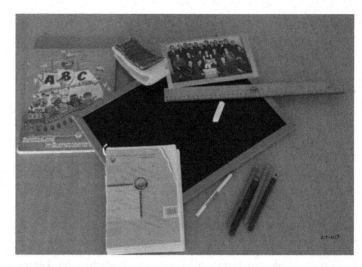

◨ **Abb. 5.4**   Schule

5.2.1   Ablaufplan für die Gruppenstunde

Ablaufplan für die
Gruppenstunde zum Thema
„Schule und Ausbildung"

Der folgende Ablaufplan (◨ Tab. 5.3) begleitet Sie durch die Gruppenstunde. Er erläutert die einzelnen Phasen und die Präsentation der einzelnen Utensilien.

◨ **Tab. 5.3**   Ablaufplan für die Gruppenstunde zum Thema „Schule und Ausbildung"

1 Anfangsphase	
Persönliche Begrüßung Aufwecker: „Ein Freund, ein guter Freund"	Ankündigung des Themas: Erinnerungen an die Schulzeit
	Bewegung im Sitzen mit Musik (z. B. Marsch)
	Singen – war das ein beliebtes Fach?
	Vielleicht haben Sie ja dieses Lied auch gesungen …
	Miteinander das Lied singen, wer mag, singt mit – evtl. auch die erste Strophe wiederholen
2 Erinnerungsanker	
Schultasche	Schultasche geht reihum bzw. wird Teilnehmern einzeln angeboten; kann geöffnet werden, z. B. ein Heft, ein Lineal herausgeholt werden
	Besaßen Sie auch eine Schultasche oder transportierten Sie die Schulsachen in einem Rucksack oder … ?

◻ **Tab. 5.3** Fortsetzung

Oder/und Schiefertafel mit Kreide und Schwamm	Lernten Sie noch auf einer Schiefertafel schreiben?
	Falls vorhanden: Tafel anbieten, evtl. versucht der eine oder andere Teilnehmer seinen Namen zu schreiben
3 Biografische Fragen	
Alternativen oder Gegenstände anbieten	Wie ging es weiter? Benutzen Sie eine Feder oder einen Bleistift?
	Schrieben Sie gerne oder rechneten Sie lieber?
	Welches war Ihr Lieblingsfach?
	Heimatkunde? Singen? Leibesübungen?
	War der Lehrer/die Lehrerin nett?
	Hatten Sie einen Lieblingslehrer?
	Gab es gute Lehrer, wo sie viel für das Leben gelernt haben?
Heiligenbildchen	Wie war der Religionsunterricht?
	Wurden „Fleißbildchen" ausgeteilt?
	Welches gefällt Ihnen?
Apfel evtl. auseinanderschneiden und gemeinsam verzehren	Was bekamen Sie als Jause/Brotzeit?
Foto einer Schulklasse	Wurde die Klasse ebenso fotografiert?
	Mussten Sie Gedichte auswendig lernen?
	Kennen Sie evtl. noch ein Gedicht?
	Übte die Klasse Lieder/Theateraufführungen für Feste ein?
	Hatten Sie es weit zur Schule? Wie war der Schulweg im Winter?
	Liefen Sie manchmal barfuß?
	Schulfreunde/Schulfreundinnen?
	Hatten Sie gute Noten?
	Gab es auch Strafen an der Schule (Ecke stehen, Nachsitzen ect.)?
	Bekamen Sie von den Eltern eine Belohnung für gute Noten?
4 Förderung der Ressourcen	
Konzentration Zahlenkarten Rechenmaschine	Erinnern Sie sich ans Einmaleins? Falls die Teilnehmer gerne gerechnet haben:
	Leichte Rechnungen in Großschrift einzeln auf Karten/Flipchart/Wandzeitung/Tafel der Gruppe anbieten
Wissen abrufen	Zusammenfassung der einzelnen Schulfächer, auf Karten/Flipchart/Wandzeitung/Tafel übersichtlich notieren
Sprichwortkarten	Sprichwörter ergänzen – ersten Teil auf Karte in Großdruck
	Teilnehmer lesen lassen – wer mag, ergänzt
	Dann das ganze Sprichwort zeigen, nochmals lesen

▣ **Tab. 5.3**   Fortsetzung

5 Werte- und Gefühlsebene	
Fleiß, Freundschaft, Besitz, Gemeinschaft, Disziplin, etwas leisten	Phase 1: Ist es wichtig, dass man etwas lernt? Muss man es allein schaffen oder kann man Hilfe annehmen? Was passiert, wenn man seine Pflicht nicht erfüllt? Ist ein guter Zusammenhalt in der Klasse/in einer Gemeinschaft wichtig? Sind Schulsachen teuer/kostbar? Muss man gut darauf aufpassen? Phase 2: Macht zusammen Lernen mehr Spaß? – Geht es leichter? Sind gute Leistungen wichtig? Wie geht es, wenn man eine Aufgabe zur Zufriedenheit aller erledigt hat? Muss man gut auf seine Schulsachen achtgeben? Wie ist das Gefühl, wenn man für seine Leistung gelobt wird?
6 Schlussphase	
„Kommt ein Vogel geflogen" Persönliche Verabschiedung Bedanken	Gemeinsam Utensilien in die Schultasche räumen Ein Schlusslied hören bzw. mitsingen

Liedervorschläge zum Thema „Schule und Ausbildung"

Liedervorschläge
- Fuchs, du hast die Gans gestohlen
- Vogelhochzeit
- Es klappert die Mühle am rauschenden Bach
- Das Wandern ist des Müllers Lust
- Hoch auf dem gelben Wagen
- Lieder, die in der Schule gesungen wurden, aber auch Lieder, die typisch für die jeweilige Stadt/den jeweiligen Ort sind: z. B. die Landeshymne
- Lieder, die zur Jahreszeit bzw. Festen passen

Praxistipp

Sprichwörter, die Sie beim Thema „Schule und Ausbildung" ebenfalls einbinden können, finden Sie unter dem Stundenkonzept „Arbeit" (▶ Abschn. 5.4).

Weitere Ideen zum Thema „Schule und Ausbildung"

■ ■ **Weitere Ideen für Einheiten**
▶ Stundenkonzept „Arbeit"
  Erinnerungsanker:
  ▬ Abschlusszeugnisse/Gesellenbrief

- Werkzeuge und Berufsutensilien, je nach Lebenshintergrund der Teilnehmer
- Berufskleidung
- Kurze Auszüge aus autobiografischen Erzählungen zum Vorlesen
- Fotos von arbeitenden Menschen, von Arbeitsumgebungen (Büro, Werkstatt)

Biografische Fragen:
- Durften Sie sich Ihren Beruf aussuchen?
- Wenn nein – was war der Grund?
- Mussten Sie dem Lehrherrn etwas bezahlen oder bekamen Sie selbst schon etwas Geld?
- War der Lehrherr streng?
- Welche Aufgaben hatten Sie?
- Hatten Sie nette Kollegen/Mitarbeiter?
- Gingen Sie gern zur Berufsschule?
- Können Sie sich noch an die Gesellenprüfung erinnern?
- Hatten Sie auch Freizeit?
- Wie erreichten Sie täglich Ihre Lehrstelle? Gab Ihr Lehrherr Ihnen Kost und Logis?
- Fragen zur Schullaufbahn/Universität/Studienort/Studienkollegen/Studentenleben (je nach Biografie)

Förderung von Ressourcen:
- Kennen Sie noch andere Lehrberufe?
- In der Küche/im Gasthaus?
- In der Werkstatt?
- Beim Hausbau?
- Im Krankenhaus
- Berufe mit höherer Schulbildung (je nach Biografie)

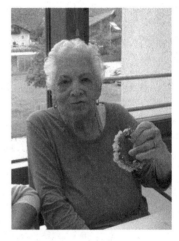

⬛ **Abb. 5.5** „Ich hatte keinen Brautkranz, aber ein langes Kleid!"

5.3 Partnerschaft

Soziale Beziehungen bilden wichtige Bestandteile unserer Identität. Dazu gehören auch traurige Erfahrungen und Konflikte; diesen darf in der Einheit durchaus Raum gegeben werden, aktives und achtsames Aufnehmen dieser Erzählungen versteht sich von selbst.

Die Hochzeit der heute 80- bis 90-Jährigen fiel meist in Kriegs- oder Nachkriegstage. Weiße Kleider waren nicht Usus und oft zu teuer. Den meisten Teilnehmenden ist aber noch sehr gut in Erinnerung, wie ihr Kleid bzw. das der Gattin ausgesehen hat und auf welchem Weg sie dazu gekommen sind (⬛ Abb. 5.5).

Stundenthema „Partnerschaft"

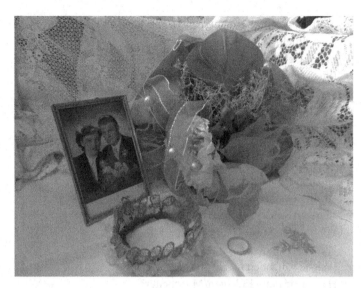

◘ Abb. 5.6   Erinnerungsstücke einer Hochzeit aus den 50-er Jahren

Materialvorschläge
- Brautkranz, Bukett (gibt es auch aus Trockenblumen) (◘ Abb. 5.6)
- Anstecker (Sträußchen für den Bräutigam und den Trauzeugen)
- Handschuhe, Schleierstoff, dunkler Kostümstoff, Trachtenstoff
- Eheringe
- Bilder von Hochzeitspaaren (muss nicht die Hochzeit der Teilnehmenden sein) in weißen bzw. dunkler Kleidung, in Tracht, von Hochzeitsgesellschaften
- Bilder einer typischen Hochzeitskirche aus der Gegend
- Stoffmuster eines Brautkleides

Praxistipp

Die Beschäftigung mit der Biografie der Teilnehmer ist bei diesem Thema sehr wichtig. Schließlich kann die Einheit nur dann individuell gestaltet werden, wenn bekannt ist, ob jemand verheiratet war, wie oft, ob er/sie schon Witwer oder Witwe ist usw. Ob die Ehe selbst Gegenstand eines biografischen Gesprächs sein kann, hängt von der Vertrautheit untereinander ab.

5.3.1 Ablaufplan für die Gruppenstunde

Ablaufplan für die Gruppenstunde zum Thema „Partnerschaft"

Der folgende Ablaufplan (◘ Tab. 5.4) begleitet Sie durch die Gruppenstunde. Er erläutert die einzelnen Phasen und die Präsentation der einzelnen Utensilien.

◘ **Tab. 5.4** Ablaufplan für die Gruppenstunde zum Thema „Partnerschaft"

Inhalt/Ablauf	**Durchführung**
1 Anfangsphase	
Persönliche Begrüßung Ankündigung des Themas Aufwecker: „Ich tanze mit dir in den Himmel hinein"	Heute geht es um die Liebe! Sing along, sich an den Händen nehmen und/oder sich im Takt wiegen Falls es der Jahreszeit entspricht: Wer hat im Mai/Frühling geheiratet?
2 Erinnerungsanker	
Brautkranz/Schleier	Erinnern Sie sich an Ihre Hochzeit? Den Brautkranz/Schleier anbieten Jeder kann in Ruhe die Utensilien begreifen und betasten (manche Teilnehmerinnen setzen sich den Kranz auch auf)
3 Biografische Fragen	
Bilder mit „weißem" Hochzeitspaar und eines mit Kleid/Kostüm/Tracht oder Stoffproben Foto Hinweis auf die Fotos oder Strauß	Haben Sie auch einen Schleier bei Ihrer Hochzeit getragen? Einen Kranz? Wie sah Ihr Kleid/das Ihrer Frau aus? So wie dieses oder anders? (falls die Beschreibung nicht spontan möglich ist) Was trug der Ehemann? (Einen schwarzen Anzug? …) – Mit Vorschlägen das Abrufen unterstützen
Bild von Kirche	Haben Sie in der Kirche geheiratet? Waren viele Leute eingeladen? Hatten Sie auch einen Brautstrauß?
4 Förderung der Ressourcen	
Wortfindung/Alltagskompetenz Angebot an Eheringen/Ansteckstäußchen/Handschuhen bzw. Fotos Abrufen unterstützen, indem Sätze begonnen werden Weiterführen des biografischen Gesprächs über die aktuelle oder vergangene Beziehung	Was brauchen wir alles um eine Hochzeit zu feiern? Evtl. auf Karten notieren und/oder mit Gesten und Bewegungen unterstützen bzw. aus Bildern oder Gegenständen auswählen lassen Essen? Getränke? Wenn getanzt werden soll, dann brauchen wir (einen Saal, Musik usw.) Die Feier in der Kirche gestaltet der … (Pfarrer) Haben (Verstehen) Sie sich gut mit Ihrem Mann/Ihrer Frau verstanden? Was haben Sie zusammen gemacht? (Gearbeitet, Freizeit verbracht …) Was konnte/kann Ihr Mann/Ihre Frau besonders gut?

5

◘ Tab. 5.4   Fortsetzung

Inhalt/Ablauf	Durchführung
5 Werte- und Gefühlsebene	
Partnerschaft, Miteinander: Wertigkeit der Partnerschaft, Aufgaben in einer Ehe	Phase 1:
	Was ist das Wichtigste an einer Ehe?
	Wie kann man schlechte/schwierige Zeiten überstehen?
	Haben Männer und Frauen verschiedene Aufgaben in einer Partnerschaft?
	Wie verhält sich eine „gute" Ehefrau, ein „guter" Ehemann?
	Phase 2:
	Was macht eine gute Ehe aus?
	Gibt es auch Zeiten wo es in der Ehe nicht so gut funktioniert?
	Was ist das Schönste an einer Partnerschaft?
	Was macht man, wenn es in der Ehe nicht mehr klappt?
	Wie fühlt es sich an, wenn man jemanden sehr gerne mag/liebt?
6 Schlussphase	
Sprichwörter ergänzen (nur wenn es die Stimmung der Teilnehmer zulässt; sind sie eher nachdenklich geworden, dann kann auch die Musik die Stunde beenden)	Den Beginn eines Sprichwortes vorlesen – die Teilnehmer ergänzen (max. 3–4)
„Aber dich gibt's nur einmal für mich"	Miteinander der Musik lauschen oder mitsingen
Persönliche Verabschiedung	
Bedanken	

Vorschläge für Sprichwörter und Redewendungen zum Thema „Partnerschaft"

Vorschläge für Sprichwörter und Redewendungen
- Was sich liebt, das neckt sich
- Alte Liebe rostet nicht
- Liebe geht durch den Magen
- Pech im Spiel, Glück in der Liebe
- Liebe macht blind
- Jemanden auf Händen tragen
- Im siebenten Himmel sein

Liedervorschläge zum Thema „Partnerschaft"

Liedervorschläge
- Wenn ich ein Vöglein wär
- Horch, was kommt von draußen rein
- Schwarzbraun ist die Haselnuss
- Vogelhochzeit
- Herz-Schmerz-Polka
- Rosamunde
- Hochzeitsmarsch
- Regentropfen, die an dein Fenster klopfen

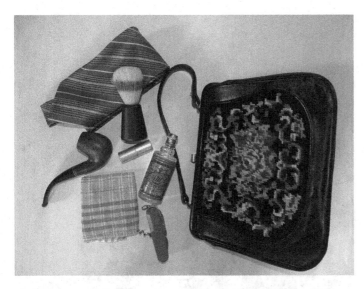

◻ **Abb. 5.7** · Für Mann oder Frau?

5.4 Typisch Frau – typisch Mann

Die unterschiedlichen Rollenbilder der beiden Geschlechter, die nicht nur den Alltag, sondern auch die Berufswelt bestimmten, waren zur Zeit unserer Teilnehmenden sehr viel ausgeprägter als heutzutage.

Bestimmte Kleidung, Verhaltensweisen und Tätigkeiten waren mehr oder weniger typisch „weiblich" oder typisch „männlich". Es dürfen durchaus die bekannten „Klischees" bedient werden, interessante Ausreißer erhöhen die Spannung (wenn etwa eine Teilnehmende einen eher „untypischen" Beruf ausgeübt hat o.Ä.). Ziel ist es, die Identität als Mann oder Frau und somit auch das Person-Sein zu stärken (◻ Abb. 5.7).

Mögliche Utensilien (▶ Thema Kleidung, Arbeit, Haushalt, Kindheit, Freizeit, Körperpflege)
- Frauenbekleidung (auch Unterwäsche), Strümpfe, Strumpfhalter, Bluse, Kleid, Kleiderschürze, Tuch, Hüte, Badebekleidung etc., Taschentücher
- Parfüm, Puderdose, Handtasche, Handspiegel, Lockenwickler, Schmuck etc. (◻ Abb. 5.8)
- Arbeitsutensilien für Nähen, Kochen(Haushalt), aber auch Gegenstände aus „typischen" Frauenberufen (Friseurin, Sekretärin …)

5

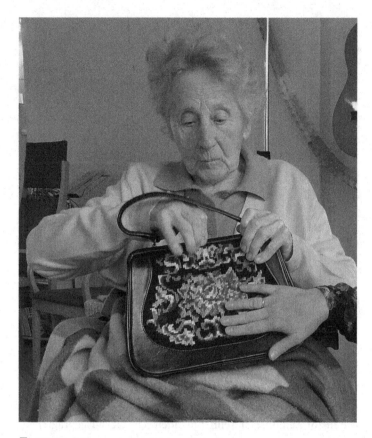

◘ **Abb. 5.8**   Wie mag die Handtasche aufgehen?

- Modejournale, Liebesromane, Heimatromane …
- Männerbekleidung, Krawatten, Fliege, Hosenträger, Socken, Hüte …
- Rasierpinsel, Rasierwasser, Kamm, Manschettenknöpfe
- Arbeitsutensilien aus dem Bereich Handwerk, Büro etc.
- Pfeife, Zigarettendose, Zeitung
- Entsprechende Bilder gemäß der Biografie (Männer in Tracht, im Anzug, aus „Männerberufen" …)

5.4.1   Ablaufplan für die Gruppenstunde

Der folgende Ablaufplan (◘ Tab. 5.5) begleitet Sie durch die Gruppenstunde. Er erläutert die einzelnen Phasen und die Präsentation der einzelnen Utensilien.

Inhalt/Ablauf	Durchführung
1 Anfangsphase	
Persönliche Begrüßung	Sing along, mitklatschen, mitmarschieren (im Sitzen), zuhören
Aufwecker: Rose vom Wörthersee	Heißt jemand in Ihrer Familie/in Ihrem Freundeskreis Rosa/Rosalinde o.Ä.?
Karten	Namen der Frauen und Männer aus der Familie sammeln, evtl. auf Karten schreiben und später wieder verwenden
2 Erinnerungsanker	
Beispielsweise eine Handtasche mit verschiedenen Gegenständen (Puderdose, Taschentuch, Kamm, Geldtasche)	Besaßen Sie auch eine Handtasche?
	Einer nach dem anderen (auch die männlichen Teilnehmenden) darf Gegenstände aus der Tasche nehmen.
Oder: Stofftaschentuch, männliche Geldbörse, Taschenmesser, Pfeife	Hatten Sie diese Dinge auch in Ihrer Tasche?
	Oder: Hatte Ihre Frau/Schwester/Mutter diese Dinge in der Handtasche?
	Gegenstände einzeln herumreichen, betasten, hantieren (Puderdose, Parfüm öffnen, riechen …)
	Zeit geben
	Fragen nach dem Schema s.o.
Oder: Männliche und weibliche Gegenstände gemischt anbieten:	Welcher Gegenstand spricht Sie an?
Krawatte, Geldbörse, Pfeife – Strümpfe/Strumpfhose, Ohrringe, Modejournal	- Auswählen lassen – was gefällt Ihnen daran?
	- Einen anbieten – Gefällt er Ihnen? (bei eingeschränkter Wortfindung)
Oder:	- Hatten Sie auch so eine/einen … ?
Rasierwasser, Pinsel, Krawatte – Lockenwickler, Parfüm, Tuch	Sah er so aus oder anders?
	Welche Krawatte/welches Rasierwasser gefällt Ihnen/würden Sie tragen/Ihrem Gatten schenken?
	Welche(s) gefällt Ihnen nicht?
	Auswählen – prüfen – betasten lassen
3 Biografische Fragen	
Handtasche mit Utensilien	Sah sie so aus wie diese – oder anders?
	Aussehen beschreiben lassen oder Auswahlfragen stellen:
	War sie größer als diese?
	Dunkel oder hell? …
	Was trugen Sie in Ihrer Handtasche mit?
	Wann bekamen Sie Ihre erste Handtasche?
	War sie ein Zeichen, zu den Erwachsenen zu gehören?
	Zu welchen Anlässen trugen Sie eine?
	Hatten Sie verschiedene für verschiedene Kleidung/Sommer/Winter?
Inhalt der Tasche je nach Verfügung	Sind Dinge dabei, die Sie nicht brauchten?
Taschenmesser	Wann bekamen Sie Ihr erstes Taschenmesser?
	Was war der Anlass? War das ein besonderes Geschenk?
	Wie sah es aus? Hatte es auch diese Funktionen?
	Die Funktionen des Messers prüfen.
	War das ein typisch männliches Geschenk?
	Welche Dinge trugen „richtige" Männer noch bei sich?

Tab. 5.5 Ablaufplan für die Gruppenstunde zum Thema „Typisch Frau – typisch Mann"

5

◼ **Tab. 5.5**   Fortsetzung

Inhalt/Ablauf	Durchführung
Kinderfotos Fotos von Frauen, Männern Eventuell in Tracht, in Berufskleidung … Fotos von Familienszenarien/Schulklassen	Gab es bestimmte Verhaltensregeln für Mädchen und Buben – was „schickte" sich für ein Mädchen? Waren etwa bestimmte Kleidungsstücke verboten bzw. unschicklich? Hatten Buben Vorteile? Durften Sie mehr? Waren Sie (als Frau/Mädchen) manchmal „neidisch" auf männliche Privilegien? Wurden beide Geschlechter gleich „streng" behandelt? War es selbstverständlich, dass Mädchen eine höhere Schule besuchten/eine freie Berufswahl trafen? Wie waren die Tätigkeiten/Zuständigkeiten in der Familie aufgeteilt?
4 Förderung der Ressourcen	
Alltagskompetenz/Wortfindung	Was findet alles in einer Handtasche Platz? Was trägt ein Mann meist in der Hosentasche/Jackett mit?
Wahrnehmung-Zuordnung Handtasche für Alltag/Abendtasche-Stoffreste/Kleidung	Was meinen Sie: Zu welchem Anlass/Kleidungsstück welche Tasche? Entsprechende Tasche zu passendem Stoffrest/Kleidungsstück Bei eingeschränkter Wortfindung liegt der Schwerpunkt auf dem Tun und nicht auf der Erklärung
Gemeinsamkeiten erkennen/Wissen abrufen Kleidung nach „Geschlecht" sortieren Utensilien des täglichen Gebrauchs/des beruflichen Umfelds nach „Geschlecht" sortieren	Stücke nacheinander anbieten, betrachten und betasten lassen – nach Gruppenentschluss entsprechend zuordnen (sichtbare Ordnungen herstellen); evtl. müssen die Teilnehmenden auch einzeln um Ihre Zuordnung gefragt werden Durchführung nach dem Schema „Kleidung", es kann auch eine „Beide"-Kategorie eingeführt werden, also Utensilien, die von Mann und Frau benutzt werden könnten, z.B. Schere … von Hausfrau und vom Schneider verwendet
Wortfindung/Wissen abrufen Werkzeug anbieten – Kochlöffel, Schraubenschlüssel …	Typische Hobbys für Mann/Frau? Was können beide gemeinsam unternehmen? Typische Berufe Mann/Frau Typische Eigenschaften (evtl. Auswahl vorlegen und die Teilnehmer wählen lassen)
Wortschatz	Männliche/weibliche Vornamen sammeln Ev. mit Buchstabenwürfel Anfangsbuchstaben bestimmen Alternativ: Anfänge von Namen anbieten-Teilnehmende ergänzen
Wortkarten mit Namen	Namenskarten nach Geschlecht ordnen Es können die Namen auch in der Anfangsphase gesammelt werden, notiert und im weiteren Verlauf der Stunde auseinandersortiert werden.

◻ **Tab. 5.5**   Fortsetzung

Inhalt/Ablauf	Durchführung
5 Werte- und Gefühlsebene	
Eine Aufgabe haben	Phase1:
Identität als Mann/Frau	Wie verhält sich eine „richtige" Frau, ein „richtiger" Mann?
Pflicht erfüllen	Was ist wichtig im Leben einer Frau/eines Mannes?
Sich als Mann/Frau fühlen	Welche wichtigen Aufgaben haben Mann/Frau in der Familie?
	Phase 2:
	Ist es ein gutes Gefühl, wenn man als Frau zuvorkommend behandelt wird (In den Mantel helfen …)? Oder: Wie geht es einem als Mann, wenn man eine Dame zuvorkommend behandelt? Ist es wichtig, höflich und charmant mit dem anderen Geschlecht umzugehen?
6 Schlussphase	
	Stunde zusammenfassen – evtl. Bezug auf die heutige Situation der beiden Geschlechter nehmen (je nach Stadium der Demenz-eher erste Phase)
Lieder anspielen bzw. ansingen	Teilnehmende ergänzen die Liedtitel bzw. singen das Lied, soweit der Text bekannt ist
„Auf Wiedersehen"	Utensilien werden „aufgeräumt", Lied wird gemeinsam gesungen
Wahrnehmung-Kosten – Miteinander anstoßen	Pralinen, Eierlikör, Bier o.Ä.
Persönliche Verabschiedung	
Bedanken	

Liedervorschläge

- Das gibt's nur einmal
- Wenn die Elisabeth
- Du du liegst mir im Herzen
- Das machen nur die Beine von Dolores
- Rosamunde
- In der Nacht ist der Mensch nicht gern' alleine
- Siehe auch „Partnerschaft"

Liedervorschläge zum Thema „Typisch Frau – typisch Mann"

Praxistipp

Falls keine passende Anfangsmusik verfügbar ist: Walzer und Märsche regen an und sind meist „themenneutral".

■ ■ Weitere Ideen

■ Krawatten

Erinnerungsanker:
━ Verschiedene Krawatten (Farbe, Stoff, Alltag, Festtag)

Biografische Fragen:
━ Trugen Sie/Ihr Gatte/Ihr Vater eine Krawatte?
━ Zu bestimmten Anlässen oder täglich (z.B. des Berufs wegen)? – War das Tragen vorgeschrieben?
━ War eine Krawatte ein typisches Geschenk für männliche Familienmitglieder – etwa zu Weihnachten?
━ Welche Krawatte hätte Ihrem Mann/Ihrem Vater gefallen?

Stärkung der Ressourcen:
━ Zu welchem Anzug/Anlass würde diese Krawatte passen?
━ Zu welchen Anlässen tragen Männer Krawatten? (Hochzeit, Begräbnis, Ball usw.)
━ Gibt es Alternativen? (Tuch, Band, Fliege)
━ Welche Kleidungsstücke sind außerdem typisch männlich/ weiblich?

■ Schmuck (vor allem für rein weibliche Gruppen)

Erinnerungsanker:
━ Schmuckstücke von verschiedenster sensorischer Qualität – Ketten (verschiedene Länge) – Anhänger – Ohrclips/-stecker/- ringe, Broschen, Ringe …
━ Schmuckstücke in Stoffbeuteln, Kassetten, Dosen, um die Neugier anzuregen, die Motorik zu üben (beim Öffnen und Wiederverpacken)

Biografische Fragen:
━ Eingehen auf den Schmuck, den die Teilnehmenden aktuell tragen – an die Vorlieben anknüpfen
━ Tragen Sie gerne/nicht so gerne Schmuckstücke?
━ Welche am liebsten?
━ Gefällt Ihnen dieses … ?
━ Lieblingsstück aussuchen lassen

— Bekamen/Bekommen Sie Schmuck geschenkt? Von wem? Kauften Sie sich selbst auch einige Stücke?

Stärkung der Ressourcen:
— Einige Stücke nacheinander anbieten – Gruppen bilden (z.B. Ketten zu Ketten oder alles aus Gold Gefertigtes zusammenlegen) – auch ohne Sprache möglich
— Welche Schmuckstücke gibt es?
— Oder: Welche Körperteile könnte man schmücken – zeigen lassen.

Werteebene:
— Phase 1: Ist es wichtig, ab und zu ein Geschenk zu bekommen?
— Phase 2: Wie fühlt man sich, wenn z.B. der Partner ein Schmuckstück schenkt? Wie geht es einem, wenn man sich selbst etwas Schönes schenkt? Fühlt man sich gut, wenn man eine schöne Kette oder … trägt?

5.5   Arbeit

Arbeit als Teil der Identität jedes Menschen umfasst Tätigkeiten, Fertigkeiten, auch Geld verdienen, um die Familie zu ernähren, die Familie zu versorgen. Was ich tue, produziere und schaffe/leiste, macht meine Person aus, weist mich als einzigartigen Experten aus (◘ Abb. 5.9).

Stundenthema „Arbeit"

Je nach beruflichem Hintergrund der Teilnehmenden betreffen die Inhalte nur einen speziellen Bereich, etwa die Tätigkeiten in der Landwirtschaft, bzw. einen Beruf, z. B. Hausarbeit, wie das oft der Fall ist, wenn eine Frauengruppe zusammensitzt.

Praxistipp

Sitzen Teilnehmende aus mehreren Berufsgruppen beieinander, so werden spezifische Gegenstände aus diesen Bereichen angeboten (► Stundenbild „Arbeit: Nähen, Stricken, Häkeln").

■ ■ **Materialvorschläge**

Für die Berücksichtigung verschiedener Berufsgruppen wählen Sie spezielle Utensilien aus, die typisch für den einen und anderen Beruf sind.

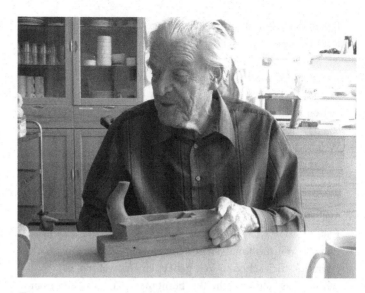

■ **Abb. 5.9** „Das hatte ich auch in meiner Werkstatt."

Praxistipp		

Erkundigen Sie sich im Vorfeld nach den Berufen der
Gruppenteilnehmer, so dass diese Berufe den Fokus bilden;
bei ausgefallenen Berufen ist Kreativität gefragt, aber auch für
sie können „begreifbare" Symbole gefunden werden.

**Mögliche Utensilien für verschiedene Berufe
(■ Abb. 5.10)**
- Kochlöffel, Sieb, Topflappen, Topf, Reibe, Schneerute (evtl.
  mehrere, ▶ „Haushalt")
- Hammer, Zollstab, Zange, Schleifpapier,
  Hobelscharten, Hobel (ohne Messer), Pinsel,
  Schraubenschlüssel, Schrauben, Muttern,
  Schraubenzieher
- Bleistift, Lineal, Papier, Füllfeder, Stempel,
  Schreibmaschine
- Schere, Kamm, Bürste, Lockenwickler, Shampoo
  (Duft)
- Stoffmuster, Schere, Nadelkissen etc.
- Geräusche: Traktor, Eisenbahn etc.

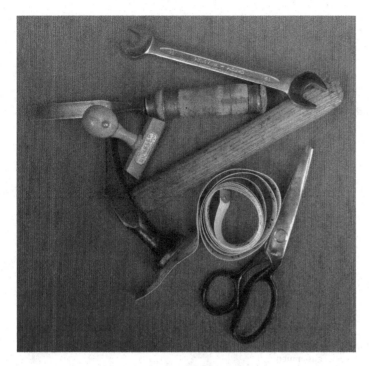

Abb. 5.10 Arbeitsutensilien aus Werkstatt, Schneiderei und Büro

5.5.1 Ablaufplan für die Gruppenstunde

Der folgende Ablaufplan begleitet Sie durch die Gruppenstunde. Er erläutert die einzelnen Phasen und die Präsentation der einzelnen Utensilien (◘ Tab. 5.6).

Ablaufplan für die Gruppenstunde zum Thema „Arbeit"

◘ Tab. 5.6 Ablaufplan für die Gruppenstunde zum Thema „Arbeit"

Inhalt/Ablauf	Durchführung
1 Anfangsphase	
Persönliche Begrüßung	Mitklatschen, Mitmarschieren (im Sitzen), Zuhören
Aufwecker: „Das Wandern ist des Müllers Lust" oder „Amboss Polka"	
2 Erinnerungsanker	
Gegenstände aus dem Arbeitsleben der Teilnehmer	Beispiel: Hobel
	Ein Hobel wird angeboten – jeder, der Lust hat, nimmt ihn entgegen
Werden mehrere Arbeitsbereiche angesprochen: max. 2–3 Gegenstände je Bereich (2 aus dem Büro, 2 aus der Werkstatt)	und darf damit hantieren
	„Was macht man damit?" – diese Frage kann verbal oder/und mit einer Bewegung beantwortet werden
	Der Gegenstand wird abgelegt (Tisch), der nächste präsentiert
	Haben Sie das auch verwendet? Welche der Utensilien brauchten Sie in Ihrem beruflichen Alltag?

◘ Tab. 5.6   Fortsetzung   •

Inhalt/Ablauf	Durchführung
3 Biografische Fragen	
Mit Beispielen bzw. Alternativfragen das Abrufen unterstützen; ein Gespräch moderieren Bilder oder Gegenstände (Produkte)	Welche Arbeiten hatten Sie im Büro/in der Werkstatt/am jeweiligen Arbeitsort zu erledigen? Was haben Sie gerne und eher nicht so gerne gemacht? Haben Sie allein gearbeitet? Wie lange mussten Sie arbeiten? War der Weg zur Arbeit weit? Wie gelangten Sie zu ihrem Arbeitsplatz? (zu Fuß/mit dem Rad) Gabe es genug Pausen? Konnten Sie auch einmal Urlaub machen? Überstunden? Verhältnis zu Kollegen, zum Chef, Arbeitsplatz, Übten Sie mehrere Berufe aus? Was war eigentlicher Berufswunsch? Was wurde hergestellt/produziert?
4 Förderung der Ressourcen	
Gemeinsame Merkmale erkennen: Utensilien je nach Zugehörigkeit ordnen (z. B. Büro und Werkstatt); evtl. noch weitere Utensilien anbieten (auch Bildkarten)	Variante a) „Was gehört ins Büro" – Teilnehmende suchen heraus und legen zusammen Was gehört in die Werkstatt/in ein Büro? Variante b) Gruppenleiterin zeigt einen Gegenstand nach dem anderen, die Gruppe entscheidet die Zuordnung
Alltagskompetenz/Wortfindung Was macht man in Küche/Werkstatt/Büro?	Weitere Tätigkeiten werden aufgezählt – Gruppenleiterin unterstützt das Abrufen z. B. durch das Beginnen eines Satzes, den die Gruppe ergänzen kann: Ein Auto … ? – Einen Kuchen … ? Ein Formular … ? – Das Geschirr waschen, abtrocknen, einräumen …
Werkzeug Kugelschreiber/Füllfeder Geschirrtuch etc. Welche Berufe brauchen einen Hammer?	Oder das Anbieten von Gegenständen Variante a) Hammer wird noch einmal herausgesucht und gemeinsam überlegt, evtl. die Tätigkeit der gesuchten Berufe beschrieben Variante b) Alternativen vorgeben: Zimmerer oder Friseur?
Logik/Wissen abrufen	Arbeitsabläufe durch die Reihung von Utensilien darstellen Alternativ: Was brauchen wir jetzt? – z.B. Stecknadel oder Schere? (Schneiderei)

■ Tab. 5.6 Fortsetzung	
Inhalt/Ablauf	**Durchführung**
5 Werte- und Gefühlsebene	
Arbeit, Fleiß, Pflichten	Arbeit, Fleiß, Pflicht:
Etwas herstellen, schaffen, produzieren	Phase 1: Ist es notwendig, dass man eine Arbeit hat?
	Sind Pausen ebenso wichtig?
	Ist Fleiß eine wichtige, eine positive Eigenschaft? Muss man seine Pflicht immer erfüllen?
	Phase 2: Was ist das schöne/anstrengende/nicht so schöne an der Arbeit? Wird man gelobt, wenn man fleißig war und seine Pflicht erfüllt hat? Wie fühlt es sich an, wenn man pflichtbewusst ist? Wie geht es einem, wenn man etwas hergestellt bzw. produziert hat/seine Arbeit beendet hat?
Gebraucht werden	Gebraucht werden:
	Phase 1: Ist es wichtig gebraucht zu werden? Wie kann man anderen Menschen helfen?
	Phase 2: Wie ist das Gefühl, gebraucht zu werden? Brauchen Sie auch ab und zu jemanden, der ihnen hilft/zur Seite steht?
6 Schlussphase	
Aufräumen	Zusammen mit den Teilnehmenden die Utensilien in einen Korb/eine Tasche räumen, nochmals benennen
Sprichwörter ergänzen	Sprichwortanfänge vorgeben – die Gruppe ergänzt
Wiederholung – Singen „'s ist Feierabend" Persönliche Verabschiedung Bedanken	Ein Schlusslied gemeinsam singen

Vorschläge für Sprichwörter

Vorschläge für Sprichwörter zum Thema „Arbeit"

- Ohne Fleiß kein Preis
- Ordnung ist das halbe Leben
- Es ist noch kein Meister vom Himmel gefallen
- Langes Fädchen, faules Mädchen
- Am Abend wird der Faule fleißig
- Übung macht den Meister
- Erst die Arbeit, dann das Spiel (Vergnügen)

Liedervorschläge zum Thema „Arbeit"

> **Liedervorschläge**
> - Im Märzen der Bauer
> - Wer will fleißige Handwerker seh'n
> - Zeigt her eure Füße
> - Es klappert die Mühle
> - Das Wandern ist des Müllers Lust

5

▪▪ Ideen für weitere Themen einer Gruppenstunde

Weitere Ideen für das Thema „Arbeit"

Das erläuterte Stundenkonzept können Sie auch auf weitere Themen adaptieren. Zum Beispiel können Sie eine ganze Einheit nur auf eine spezifische Tätigkeit ausrichten. Dazu finden Sie im Folgenden weitere Anregungen einzelner Themeneinheiten kurz vorgestellt.

▪ Landwirtschaft

Erinnerungsanker:
- Ein Säckchen Heu
- Ein Bund Getreideähren/Getreide/Maiskolben/ Gemüse – je nach Region
- Milchkanne
- Bilder, z. B. von Traktoren, Mistgabel, Kühen, Hühnern, Schweinen
- Tier- und Motorengeräusche
- Milch, Brot, Most, Säfte, Wein (je nach Region)
- Schafwolle (noch ungesponnen), Federn usw.

Biografische Fragen:
- Sind Sie auf dem Land aufgewachsen? Wenn ja: Mussten Sie mithelfen? Bei der Heuernte? Im Stall? Im Obstgarten? Am Weinberg? Auf dem Feld?
- Sind Sie anderen Höfen in den Dienst gegangen? War die Arbeit sehr mühsam? Was war das Mühsamste? Was haben Sie gerne gemacht?

Stärkung der Ressourcen:
- Arbeiten am Hof, am Feld
- Was wird hergestellt oder angebaut?
- Unterschied zwischen Arbeit der Bäuerin und des Bauers

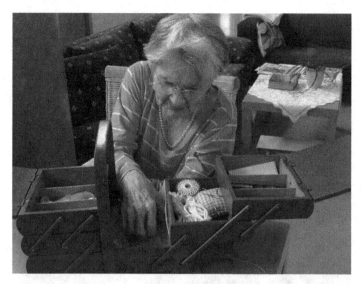

◨ Abb. 5.11   „Da muss Ordnung gemacht werden."

5.6   Arbeit: Nähen, Stricken, Häkeln

Handarbeit war bzw. ist für viele alte Menschen ein ganz zentrales Thema (◨ Abb. 5.11). Egal, ob Stricken, Nähen (◨ Abb. 5.12), Sticken, Flicken, Häkeln, Spinnen, Schneidern – das alles diente dazu, notwendige Kleidung anzufertigen, war ein sehr häufig ausgeübter Beruf und auch ein Zeitvertreib am Abend, wenn die ganze Familie beisammensaß. Manche Frauen erlernten den Beruf der Schneiderin (oft nicht freiwillig, sondern aus Notwendigkeit, da andere Arbeitsstellen nicht vorhanden waren). Sehr oft wurden die Fertigkeiten von Generation zu Generation weitergegeben. Die Handarbeiten dienten aber auch oft der Verschönerung des Heimes.

Stundenthema „Arbeit: Nähen, Stricken, Häkeln"

Materialvorschläge
- Zwirn in verschiedenen Farben, Nadelkissen, Schere, fertige Kleidung (Schürze, Bluse)
- Stoffe: verschiedene Qualitäten (Samt, Baumwolle, Mantelstoff, Seide usw.), Schneiderkreide, Knöpfe, Stopfgarn, Fingerhut, Stopfpilz, Stopfgarne
- Schnittmuster, Gummibänder (verschieden, z. B. auch Hutgummiband), Litzen, Nadeleinfädler

5

◨ **Abb. 5.12**   Nähen

- Nadeln: Sicherheitsnudeln, Stopfnadeln, Nähmaschi-
  nennadeln usw.
- Reißverschluss, Haken und Ösen, Schnittmuster, Rollschneider
- Gestickte Monogramme, z. B. in Handtüchern,
  Küchentücher und Bettwäsche
- Gobelinbilder, Patchworkdecken, Eierwärmer,
  Kaffeekannenwärmer
- Spinnrad (auch Modell oder Bild), ungesponnene Wolle

Praxistipp

Da es sich ja um ein sehr umfassendes Thema handelt, kann
die Stunde auch in mehrere Einheiten geteilt werden: z. B. eine
Stunde Nähen/Schneidern, eine Stunde Stricken/Häkeln oder
Sticken, Spinnen usw.

5.6.1 Ablaufplan für die Gruppenstunde

Der folgende Ablaufplan (◘ Tab. 5.7) begleitet Sie durch die Gruppenstunde. Er erläutert die einzelnen Phasen und die Präsentation der einzelnen Utensilien.

Ablaufplan für die
Gruppenstunde zum Thema
„Arbeit: Nähen, Stricken, Häkeln"

◘ **Tab. 5.7** Ablaufplan für die Gruppenstunde zum Thema „Arbeit: Nähen, Sticken"

Inhalt/Ablauf	Durchführung
1 Anfangsphase	
Persönliche Begrüßung	Wer von Ihnen hat gerne Handarbeiten hergestellt?
Thema bekannt geben	Mitsingen und/oder die Bewegungen mitmachen
Aufwecker: „Zeigt her eure Füße"	
2 Erinnerungsanker	
Rollen mit verschieden farbigem Zwirn anbieten	Brauchten Sie „das" für Ihre Näharbeiten?
	In welchen Farben? – Aussuchen lassen
Fingerhüte	Benutzten Sie einen Fingerhut?
	Den Teilnehmenden Zeit lassen, einen passenden auszusuchen und ihn auch anzuprobieren
Schere, Nadelkissen, Schneiderkreide	Was haben Sie davon verwendet? Aus Utensilien aussuchen lassen
3 Biografische Fragen	
Bild einer Nähmaschine	Nähen:
	Wo haben Sie das Nähen gelernt?
Fertige Kleidung anbieten	Was haben Sie genäht?
	Hatten Sie eine Nähmaschine? (Singer, Pfaff?) Zum Treten? Elektrisch?
	Wie war es im Krieg? Wo bekamen Sie Garn, Wolle, Stoff her?
	Nähten Sie für fremde Leute als Zuverdienst oder für Lebensmittel im Krieg?
	Nähten sie für Ihre Aussteuer?
Socken, Stopfholz	Mussten Sie viele Socken stopfen? – Zeigen lassen, wie das Stopfholz benutzt wird
	Sticken: Welche Handarbeiten fertigten Sie? Erinnern Sie sich noch an eine Handarbeitslehrerin?
	Stickten Sie Monogramme in Ihre Aussteuer?
4 Förderung der Ressourcen	
Je nach Schwerpunkt der Stunde kann aus den oben genannten Materialien ausgewählt werden	
Alltagskompetenz/Wahrnehmung	Welche Kleidung könnte man aus den Stoffen herstellen?
Stoffproben (max. 2–3)	Jeweils einen Stoff reihum geben und „prüfen"/betasten lassen
2–3 verschiedenfarbige Zwirne anbieten	Welchen Zwirn würden Sie verwenden?
Nähseide-Nadeln	Zwirn/Knöpfe zu Stoff ordnen
	Nähseide, Knopflochzwirn, Stopfgarn zur richtigen Nadel

◘ Tab. 5.7 Fortsetzung

Inhalt/Ablauf	Durchführung
Schachteln mit Knöpfen	Knöpfe zu welchem Kleidungsstück?
Stoffproben	Stoff nochmals reihum geben – dann die Knöpfe anbieten und die Teilnehmer aussuchen lassen
	Knöpfe nach Farbe und Größe ordnen
	Schachtel einzeln anbieten: Suchen Sie große Knöpfe heraus/Knöpfe, die zu einer Bluse/zu einem Mantel passen
Gesticktes Bild, Stickgarn	Heraussuchen des entsprechend farblichen Stickgarns zu einem unfertigen Bild/Polster?
	Welches Stickgarn brauchen Sie? – Bild reihum geben – Stickgarne anbieten
Strukturen erkennen	Nähkiste öffnen und einräumen bzw. auch in den Utensilien „kramen"
Nähkiste	Nähutensilien und Küchenutensilien auseinandersortieren
Zwirn, Schere, Knöpfe, Kochlöffel, Schneebesen	Was kann man alles nähen? – Zeigen an der eigenen Kleidung …
Musterdecke	Welche Zierstiche erkennen Sie?
Tischdecke, Polsterüberzug	Wie kann man mit Handarbeiten die Wohnung schmücken?
Häkeldeckchen in verschiedenen Größen	Abrufen helfen, indem Tisch, Sessel usw. im Raum verwiesen wird
	Oder:
	Wo würden Sie diese Dinge verwenden/auflegen?
5 Werte- und Gefühlsebene	
Fleiß, besondere Fähigkeiten, materielle Sicherheit, aber auch Wohlbefinden durch schöne Kleidung, schöne Dinge	Phase 1:
	Ist es wichtig, dass eine Frau nähen kann?
	Kann man sich Geld sparen, wenn man Gewand selbst macht?
	Ist es eine schöne Arbeit selbst Kleidung, Häkelarbeiten etc. herzustellen?
	Gibt es etwas beim Handarbeiten, was Sie besonders gut können?
	Phase 2:
	Ist es wichtig, nähen zu können?
	Sind Sie stolz auf ihre selbst gemachten Sachen?
	Gibt es etwas beim Handarbeiten, was Sie besonders gut können?
	Wie fühlen sich selbst gestrickte Sachen auf der Haut an?
	Wie geht es einem, wenn die selbst hergestellten Dinge bewundert werden?
6 Schlussphase	
Aufräumen	Zusammen mit den Teilnehmenden die Utensilien in einen Korb/einen Nähkorb räumen, nochmals benennen
Lied: „Bunt, bunt, bunt sind alle meine Kleider"	Gemeinsam singen
Persönliche Verabschiedung	
Bedanken	

▪ ▪ **Weitere Ideen zum Thema „Stricken und/oder Häkeln"**

Erinnerungsanker:

— Wolle in verschiedener Farbe und Dicke in einem Knäuel und
lose Häkel-, Stricknadeln

— Gestrickte und gehäkelte Decken, Spitzen, Krägen, Polster,
Kleidungsstücke, Hauben etc., je nach Jahreszeit

Biografische Fragen:

— Was machten Sie lieber: Häkeln oder Stricken?

— Wie/wo haben Sie diese Fertigkeiten gelernt?

— Fiel es Ihnen schwer/leicht Stricken/Häkeln zu
erlernen?

— Was war Ihr erstes Stück?

— Strickten/häkelten Sie für Ihre Kinder?

— Lieblingsstücke? Eher Kleidung, Zubehör oder Schmuckstücke für die Wohnung?

Stärkung der Ressourcen:

— Auseinandersortieren von Gehäkeltem und Gestricktem,
entsprechende Nadeln zuordnen

— Zu fertigen Stücke die passende Wolle suchen

— Wolle zu Knäuel wickeln

— Zuordnen Nadel zu fertigem Teil (Häkelnadel zu Topflappen,
Stricknadel zu Schal u.Ä.)

Fadenspiel (Anleitungen unter www.wikipedia.org oder www.ein-
fach-lebendig.at)

> Weitere Ideen zum Thema
> „Arbeit: Nähen, Stricken, Häkeln"

5.7 Arbeit und Haushalt

Die Tätigkeit als Hausfrau ohne die heutigen Hilfsmittel verlangte
Wissen und spezielle Kompetenzen, die bis ins hohe Alter gut verankert und abrufbar sind (◘ Abb. 5.13).

> Stundenthema „Arbeit und
> Haushalt"

Praxistipp

Arbeit im Haushalt kann mit den Themen „Natur-Obst
(Einkochen)", „Natur-Gemüse" und „Ernährung/Essen"
kombiniert und zu neuen Gruppenstunden gestaltet werden
oder sich speziell auf eine bestimmte Arbeit im Haushalt wie
Putzen beziehen.

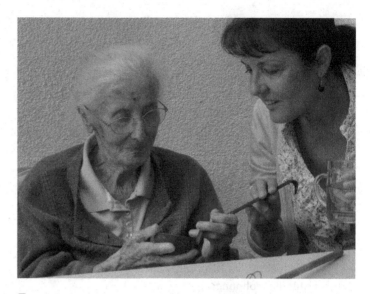

◘ **Abb. 5.13**　„Wir hatten größere Schöpflöffel zu Hause."

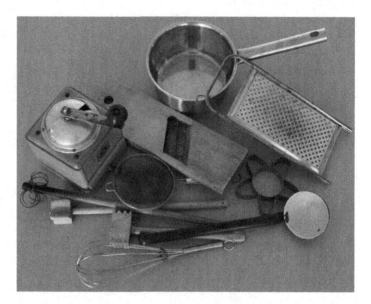

◘ **Abb. 5.14**　Haushalt

Materialvorschläge (◘ Abb. 5.14; ▶ auch Thema „Essen/Ernährung")

– Kochlöffel, Fleischklopfer, Bratenwender, Quirl, Schöpflöffel, Schneebesen
– Fleischwolf, „Flotte Lotte", Kaffeemühle
– Reibe, Töpfe, Pfannen, Deckel in verschiedenen Größen

- Nudelwalker, Brett
- Bilder von einem Herd, Kücheneinrichtung
- Tücher mit Sinnsprüchen, die früher oft in den Küchen hingen
- Geschirrtücher in verschiedenen Qualitäten

5.7.1 Ablaufplan für die Gruppenstunde

Der folgende Ablaufplan (◘ Tab. 5.8) begleitet Sie durch die Gruppenstunde. Er erläutert die einzelnen Phasen und die Präsentation der einzelnen Utensilien.

Ablaufplan für die Gruppenstunde zum Thema „Arbeit und Haushalt"

◘ Tab. 5.8 Ablaufplan für die Gruppenstunde zum Thema „Arbeit und Haushalt"

Inhalt/Ablauf	Durchführung
1 Anfangsphase	
Persönliche Begrüßung Aufwecker: „Ein Hund kam in die Küche"	Sing along, Mitklatschen, Mitmarschieren (im Sitzen), Zuhören
2 Erinnerungsanker	
Kochlöffel oder Quirl oder Schneebesen (regen zur Bewegung an)	Beispiel: Kochlöffel Ein Kochlöffel wird angeboten – jeder, der Lust hat, nimmt ihn entgegen und darf damit hantieren
Gegenstände (max. 3–4)	„Was könnte man damit machen?" – Diese Frage kann verbal oder/und mit einer Bewegung beantwortet werden Haben Sie das auch verwendet? Sah der … so aus oder ganz anders? Größer oder kleiner? …
3 Biografische Fragen	
Mit Beispielen bzw. Alternativfragen das Abrufen unterstützen; ein Gespräch moderieren Bilder von Kücheneinrichtungen/Herd etc.	Mussten Sie als Kind auch schon im Haushalt Arbeiten übernehmen? Fiel Ihnen das schwer? Was haben Sie gerne und eher nicht so gerne gemacht? Welche Arbeit war die schwerste? Was hat Ihnen besondere Freude gemacht? Alternativen aufzählen und auswählen lassen
Schneebesen, Quirl, „Flotte Lotte" anbieten	Wie war Ihre Küche ausgestattet? Mussten Sie eine große Familie versorgen? Was mussten Sie früher mit der Hand machen, wofür es heute elektrische Geräte gibt? (Eher für Phase 1 geeignet)
4 Förderung der Ressourcen	
Alltagskompetenz Topf, Suppenschöpfer, Kochlöffel, Schneebesen	Welche Utensilien braucht man, um eine Suppe zu kochen? (Beispiel) – Teilnehmer können sich mündlich äußern oder den Gegenstand heraussuchen?

⬛ **Tab. 5.8**   Fortsetzung

Inhalt/Ablauf	Durchführung
Ordnungen erkennen: Küchenutensilien und Gartenwerkzeuge (auch als Bilder)	Variante a) „Was gehört in die Küche" – Teilnehmenden suchen heraus und legen zusammen Variante b) Gruppenleiterin zeigt einen Gegenstand nach dem anderen, die Gruppe entscheidet die Zuordnung
Wortschatz Was macht man in Küche? Backform Geschirrtuch	Weitere Tätigkeiten werden aufgezählt – Gruppenleiterin unterstützt das Abrufen z. B.: - einen Kuchen … (backen) - das Geschirr … waschen, … abtrocknen, … einräumen (die Teilnehmer ergänzen) oder durch das Angebot an Utensilien
5 Werte- und Gefühlsebene	
Arbeit, Fleiß, Pflichten Familie	Arbeit, Fleiß, Pflicht: Phase 1: Wie ist/was tut eine ordentliche Hausfrau? Ist Fleiß eine wichtige, eine positive Eigenschaft? Muss man seine Pflicht als Hausfrau immer erfüllen? Phase 2: Was ist das schöne/anstrengende/nicht so schöne an der Hausarbeit? Wie geht es einem, wenn man gelobt wird, wenn man fleißig war und seine Pflicht erfüllt hat? Wie fühlt es sich an, wenn man seine Familie versorgt, für sie kocht?
6 Schlussphase	
Aufräumen Singen: „Freut euch des Lebens" Oder/und Kosten Persönliche Verabschiedung Bedanken	Zusammen mit den Teilnehmenden die Utensilien in einen Korb/eine Tasche räumen, nochmals benennen Ein Schlusslied singen oder und ein Stück Schokolade, ein Stück Kuchen kosten

Vorschläge für Sprichwörter: ▶ Thema „Arbeit"

■ ■ **Ideen für weitere Themen einer Gruppenstunde**

Weitere Ideen zum Thema „Arbeit und Haushalt"

Das erläuterte Stundenkonzept können Sie auch auf weitere Themen adaptieren. Zum Beispiel können Sie eine ganze Einheit nur auf eine spezifische Tätigkeit ausrichten. Dazu finden Sie im Folgenden weitere Anregungen einzelner Themeneinheiten kurz vorgestellt.

■ **Putzen**

Erinnerungsanker:
— Weiche Staubtücher, grobes Bodentuch, Staubwedel, Besen und Schaufel, Teppichklopfer

- Bürsten (Boden, Nagel, Kleider, Abwasch, Flaschen), Dose
  Bohnerwachs, Schmierseife (Riechen)
- Abwaschschwamm, Metallschwamm (für Töpfe)
- Geschirrtücher (Waffelpique, Baumwolle, mit Bordüren etc.
  verschiedene Farben, Muster, Stoffe)

Biografische Fragen:
- Wie oft wurde geputzt?
- Wurden die Teppiche regelmäßig geklopft? Gab es im Hof/
  Garten dazu eine Vorrichtung/Klopfstange?
- Wer war zuständig? Gab es eine Zugehfrau/Bedienerin?
- Mussten Sie die ganze Arbeit selbst bewältigen? Zum Beispiel
  auch das Parkett wachsen und bohnern?
- Was war besonders mühsam?

Stärkung der Ressourcen:
- Welches Tuch/Bürste für welche Arbeit?
- Bürsten-Ausreißer finden: z. B. Boden-, Flaschen-, Nagel-
  bürste (= Ausreißer)
- Welche Putzmittel (Schmierseife, Aschenlauge etc.)
  kennen Sie?
- Wie wird z. B. eine Aschenlauge hergestellt?
- Wie reinigt man am besten einen Teppich?
- Verschiedene Putzmittelmarken aufzählen.

- **Waschen**

Erinnerungsanker:
- Seife, Waschpulverpackungen (Bilder oder original zum
  Riechen)
- Bürste, Waschbrett, Zuber, Bilder einer Waschmaschine
- Bügeleisen (alt/modern), Lavendelsäckchen
- Wäschleine, Wäscheklammern

Biografische Fragen:
- Gab es einen bestimmten Waschtag in der Woche oder wurde
  laufend Wäsche gewaschen?
- Wie lief der Haushalt an diesem Tag ab, das Kochen und die
  anderen Tätigkeiten?
- Wo wurde das Wasser gewärmt? Gab es eine Waschküche/
  Waschhaus? Mussten Sie die Wäsche in einem Bach/an einen
  Brunnen schwemmen? War der Weg dorthin weit?
- Wo wurde die Wäsche getrocknet? Wurde sie auch gebleicht
  (auf der Wiese)/gemangelt etc.?
- Wann bekamen Sie Ihre erste Waschmaschine?

Stärkung der Ressourcen:
- Womit wird gewaschen? (Aufzählen von Waschmittelmarken; Bilder oder Packungen)
- Ablauf des Waschvorganges (Was braucht man dazu?)
- Bewährte Fleckenmittel (Was macht besonders hartnäckige Flecken?)

Werteebene (Putzen und Waschen):
- Phase 1 – Ist es wichtig, dass das Haus/die Wäsche sauber ist? Wer ist zuständig, dass alles geputzt wird? Was ist das Schöne an „Sauberkeit"?
- Phase 2 – Wie fühlt es sich an, saubere Wäsche zu tragen? Ist es wichtig, in einem geputzten Haus zu wohnen? Wie geht es einem, wenn man mit der Arbeit fertig ist?
- Ist es manchmal auch mühsam, die Wohnung/das Haus sauber zu halten?

- **Gartenarbeit**

Erinnerungsanker:
- Gartenwerkzeuge in kleiner Ausführung (Schaufel, Harke, Rechen, Setzholz, Gießkanne)
- Schale mit Erde
- Blumenzwiebel, Setzlinge, Samen, Bilder von Blumen und Gemüse
- Schürze, Sonnenhut
- Bilder von Gärten
- Blumen/Gemüse (der Saison), Kräuter

Biografische Fragen:
- War die Gartenarbeit eher zum Vergnügen oder mussten Sie sich von den Gartenprodukten weitgehend ernähren?
- Zogen Sie Gemüse und Kräuter? Ernteten Sie auch Obst? Welches?
- Arbeiteten Sie allein oder half (Ihr Gatte/Ihre Gattin)?
- Halfen Sie als Kind auch schon bei der Gartenarbeit?
- Machte die Arbeit Spaß oder war sie nur Pflicht?
- Verbrachten Sie auch sonst Zeit in Ihrem Garten? Was war das Schönste?

Stärkung der Ressourcen:

- Wozu werden die verschiedenen Werkzeuge gebraucht? – Es genügt, die Bewegung zu zeigen.
- Was könnte aus Blumenzwiebeln wachsen (Auswahl vorgeben: Bild einer Rose – Bild einer Narzisse)
- Wann werden die ersten Gemüsepflänzchen gesetzt?
- Arbeiten im Herbst/im Frühjahr je nach gegenwärtigem Datum
- Gemeinsam in einer Schale Blumen/Kräuter aussäen

Praxistipp

Die Stunde kann auch als Vorbereitung für gärtnerische Tätigkeiten in der Institution sein bzw. für das Verarbeiten von Gartenprodukten.

5.8   Essen/Ernährung

Die Familien mit gutem, nahrhaftem Essen zu versorgen war eine der zentralen Aufgaben vieler Bewohnerinnen. Technische Hilfsmittel standen nicht so zahlreich zur Verfügung, so dass man sich viel Wissen aneignen musste, um den Beruf einer Hausfrau und Köchin ausüben zu können (◘ Abb. 5.15). Zudem war besonders in der Kriegs- und Nachkriegszeit auch die Beschaffung von Grundnahrungsmitteln eine Herausforderung – darüber können auch männliche Teilnehmende berichten.

Stundenthema „Essen/Ernährung"

Praxistipp

Das Thema bietet Gelegenheit, verschiedene Kostproben zu genießen; es kann auch in Vorbereitung von alltagspraktischen Tätigkeiten (Kochen, Backen) angeboten werden. So wird gemeinsam z. B. ein Rezept erstellt und die Utensilien bzw. Zutaten ausgesucht und erst dann mit der Zubereitung begonnen.

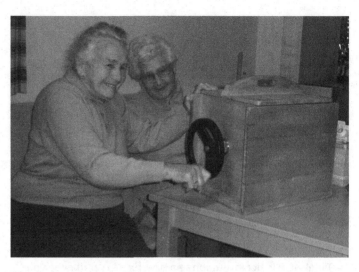

■ **Abb. 5.15**   Zwei Expertinnen an der Buttermaschine

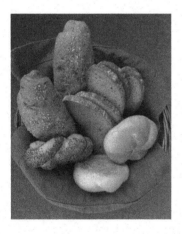

■ **Abb. 5.16**   Der Stundenablauf
bezieht sich auf das Thema „Brot" als
zentrales Lebensmittel und kann auf
andere Gruppen von Speisen oder
Nahrungsmitteln adaptiert werden

**Materialvorschläge (▶ auch Themen „Natur: Obst"
und „Natur: Gemüse")**

- Brot und Butter, evtl. Käse (im Ganzen), Messer, Teller
  (■ Abb. 5.16)
- Abbildung eines Backofens
- Echte Zutaten zum Brot backen oder die Verpackungen
  oder Bilder zeigen
- Kuchen, Kekse, Schokolade, Eis
- Obst – ganze Früchte der Saison
- Typische Speisen für ein bestimmtes Fest (Osterbrot, Eier,
  Weihnachtsstollen etc.)
- Getränke
- Geht das Thema in Richtung „Speisenzubereitung":
  entsprechende Küchenutensilien

5.8.1   Ablaufplan für die Gruppenstunde

Ablaufplan für die
Gruppenstunde zum Thema
„Essen/Ernährung"

Der folgende Ablaufplan (■ Tab. 5.9) begleitet Sie durch die Gruppenstunde. Er erläutert die einzelnen Phasen und die Präsentation
der einzelnen Utensilien.

▣ **Tab. 5.9** Ablaufplan für die Gruppenstunde zum Thema „Essen/Ernährung"

Inhalt/Ablauf	Durchführung
1 Anfangsphase	
Persönliche Begrüßung	Essen/Kochen Sie gerne?
Auf das Thema einstimmen	Mitsingen und/oder Mitbewegen
Aufwecker: „Sauerkrautpolka", „Was ist heut' für ein Tag?"	
(„Heut' ist Montag – heut' ist Knödeltag … ")	
2 Erinnerungsanker	
Ganzer Brotlaib/Teil eines Brotlaibs	Der Laib wird in einem Korb herumgereicht, um das Gewicht bzw. den Geruch wahrzunehmen
	Wurde das Brot gesegnet?
	Essen Sie gerne Brot?
Kostproben anbieten (max. 2 Sorten) dazu Butter oder Margarine, evtl. Käse	Was mögen Sie am liebsten dazu?
	Mit den Teilnehmenden das Brot aufschneiden und mit Butter beschmieren, auf Wunsch ein Stück Käse dazu
3 Biografische Fragen	
	Haben Sie Brot früher selbst gebacken? (Mutter, Frau usw.)
	Waren es viele Brote?
	Musste oft gebacken werden?
	Oder wurde das Brot gekauft? Bei einem besonderen Bäcker oder im Lebensmittelgeschäft?
	Welches Brot? Unterschied zwischen Festagen/Wochenende und Arbeitstagen?
Getreide anbieten	Wo erhielten Sie die Zutaten? (Selbst Getreide angebaut? Selbst gemahlen oder zu einer Mühle geführt? Gekauft? Beim Hamstern erworben?)
Gebäck/echt oder in Bildern	Welche Art von Brot/Gebäck konnten Sie kaufen?
Brötchen/Semmeln, Kipferln/Hörnchen	Wo bewahrten sie das Brot auf?
	Wurde Brot auch gegen andere Dinge eingetauscht?
	Gab es das früher auch schon?
	Bilder zeigen oder echtes Gebäck verkosten
	War das Brot oder die Butter manchmal knapp? Gab es für die Butter einen Ersatz?
	Wie war das mit Käse oder anderen Nahrungsmitteln?
	Gab es verschiedene Arten von Brot, oder wurde immer dasselbe gebacken?
	Haben sie den Sauerteig selbst angesetzt?
	Gab es auch einmal weißes/süßes Brot? (zu Feiertagen?)

◘ Tab. 5.9   Fortsetzung

Inhalt/Ablauf	Durchführung
4 Förderung der Ressourcen	
Wortschatz	Wie kann man ein Brot belegen?
Evtl. ein Gläschen Marmelade	Süße Vorschläge
	Salzige Vorschläge
	Zu welchen Speisen kann man Gebäck/Brot reichen?
Alltagskompetenz	Was braucht man zum Brot backen? – Aus Zutaten auswählen lassen bzw. nach einzelnen Zutaten fragen (Braucht man Salz?)
Logik/Wissen abrufen	Wie ist der Ablauf?
Echt oder Bilder bzw. Verpackungen	Utensilien in eine Reihe bringen bzw. einzelne Schritte auf Karten notieren – wiederholen
Sprichwörter ergänzen	In der Not isst man die Wurst auch ohne Brot. Trocken Brot macht Wangen rot. Der Mensch lebt nicht vom Brot allein
5 Werte- und Gefühlsebene	
Arbeit, Kompetenz	Phase 1:
Sicherheit, genug zu essen zu haben	Ist Brotbacken eine schwere Arbeit (Butter machen, Käse machen)?
	Ist es wichtig, immer einen Vorrat an Brot zu haben?
	Ist Brot das wichtigste Nahrungsmittel?
	Ist Brotbacken eine Aufgabe der Frauen?
	Phase 2:
	Woran erinnert sie der Geruch von frisch gebackenem Brot?
Genuss	Wie ist der Geschmack von frischem Brot (frischer Butter, frischem Käse)?
	Wie fühlt man sich, wenn man genug Brot vorrätig hat?
6 Schlussphase	
Weitere Kostproben oder Speisenzubereitung/ Backen o.Ä. ▶ Thema „Essen/Ernährung" Persönliche Verabschiedung Bedanken	Weitere Brote werden gemeinsam zubereitet und verzehrt evtl. mit passenden Getränken Oder es wird tatsächlich ein Brot gebacken

▪ ▪ Ideen für weitere Themen einer Gruppenstunde

Weitere Ideen zum Thema „Essen/Ernährung"

Das erläuterte Stundenkonzept können Sie auch auf weitere Themen adaptieren. Dazu finden Sie folgend weitere Anregungen einzelner Themeneinheiten kurz vorgestellt.

Kochen: ▶ Thema „Natur: Gemüse"

Materialvorschläge

- Kochlöffel (aus Holz), Bratenwender, Schöpflöffel, Schneebesen/rute
- Fleischwolf, „Flotte Lotte" (zum Pürieren), Fleischklopfer
- Töpfe, Pfannen, Sieb etc.
- Gläser zum Einlegen und Einkochen, Schürze, Topflappen etc.
- Bilder von Küchengeräten, Einrichtungen, Herd, Nudelwalker, Holzbrett etc.
- Kochbücher
- Lebensmittel, die zu einer fertigen Speise kombiniert werden können,
  - z. B. Eier, Milch, Schale mit Zucker, Mehl, Rosinen oder
  - Sellerie, Möhren/Karotten, Zwiebel, Salz, Petersilienwurzel, Suppenwürfel (in Kombination mit den Themen ► „Natur: Gemüse" und ► „Haushalt")

Biografische Fragen:

- Haben Sie gerne gekocht?
- Wer hat in Ihrer Familie gekocht? (evtl. für männliche Teilnehmende)
- Wo haben Sie das Kochen gelernt? (Schule, Mutter, Großmutter)
- Was/welche Art von Speisen (süße/Fleisch etc.) bereiteten Sie/ Ihre Frau/Mutter am liebsten/am besten zu?
- Was mochte Ihre Familie/Ihr Mann am liebsten?
- Was gab es unter der Woche? Was an den Feiertagen?

Stärkung der Ressourcen:

- Was könnte man aus den angebotenen Zutaten herstellen?
- Oder: Was brauchen Sie für z. B. Palatschinken/Pfannekuchen usw.? – Teilnehmer auswählen lassen
- Wie ist der Ablauf/Was macht man zuerst? – Arbeitsabläufe (◘ Abb. 5.17)
- Was könnte man dazu reichen? Was könnte man trinken?
- Wo braucht man noch Eier etc.? – Weitere Gerichte aufzählen

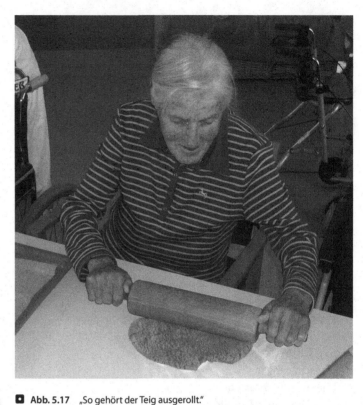

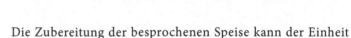
◘ **Abb. 5.17**   „So gehört der Teig ausgerollt."

Die Zubereitung der besprochenen Speise kann der Einheit folgen oder in sie integriert werden-wichtig ist, dass sich die Teilnehmenden möglichst selbstständig die Zutaten und Utensilien zusammensuchen.

Weitere Vorschläge:

Backen, Einlegen/Einkochen (▶ Thema „Natur: Obst"), haltbar machen.

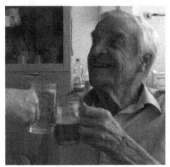

◘ **Abb. 5.18**   „Prost!"

5.9   Tischkultur

Stundenthema „Tischkultur"

Tischkultur bedeutete in der Zeit Anfang/Mitte des 20. Jahrhunderts oft, dass sich die ganze Familie am Tisch versammelte, eine Pfanne in die Mitte gestellt wurde und jeder zulangte. Nur zu besonderen Feiertagen wurde der Tisch gedeckt. Auch spielte das vererbte „gute" Geschirr oft eine große Rolle. Auch Rituale (z. B. das Tischgebet) gehörten zum Ablauf einer Mahlzeit (◘ Abb. 5.18).

Ob die Stunde nun eher in Richtung des Themas „Tisch decken" oder „Essen, trinken" geht, ist offen. Im Verlauf der Stunde ist darauf zu achten, mit welchem Gebiet die Teilnehmer vertrauter sind bzw. welche Richtung mehr Bedeutung für sie hat.

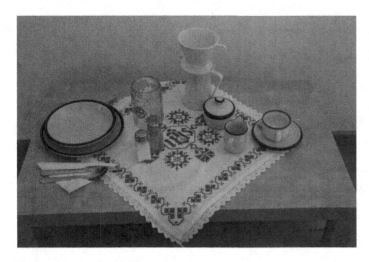

Abb. 5.19 Tischkultur

Materialvorschläge

— Verschiedene Arten von Geschirr (■ Abb. 5.19):
  – Suppen-, Mehlspeis-, Kuchen-, Essteller
  – Suppenterrine, Platten, Etagere
  – Kaffeegeschirr, Kaffeekanne, Zuckerdose,
    Milchkännchen, verschiedene Häferl
  – Alltagsgeschirr und Festtagsgeschirr
— Verschiedene Gläser (Wasserglas, Krügerl, Bierglas,
  Weinglas etc.)
— Verschiedene Arten von Besteck:
  – Evtl. Silberbesteck
— Tischdecke, Servietten, Blumenvase, Salz- und
  Pfefferstreuer, Zahnstocher, Kerzen

Praxistipp

Das Gespräch kann auch speziell vom „Kaffeetrinken"
handeln und dementsprechend zelebriert werden. So kann
das Angebot an Utensilien auf ein wahrnehmbares Maß
beschränkt werden.

5.9.1 Ablaufplan für die Gruppenstunde

Der folgende Ablaufplan (■ Tab. 5.10) begleitet Sie durch die Gruppenstunde. Er erläutert die einzelnen Phasen und die Präsentation der einzelnen Utensilien.

Ablaufplan für die
Gruppenstunde zum Thema
„Tischkultur"

■ Tab. 5.10 Ablaufplan für die Gruppenstunde zum Thema „Tischkultur"

Inhalt/Ablauf	Durchführung
1 Anfangsphase	
Persönliche Begrüßung Aufwecker: „In einer kleinen Konditorei" (Lied)	Heute habe ich zum Beginn ein Lied mitgebracht – vielleicht haben Sie es schon einmal gehört? Mitsingen bzw. mitschunkeln Mögen Sie gerne Kuchen und Kaffee?
2 Erinnerungsanker	
Geschirr, Besteck, Auswahl an Tischdecken	Kuchenteller, Kaffeetasse, Löffel werden angeboten, und die Teilnehmer können alles angreifen und weitergeben Hatten sie auch solches Geschirr zu Hause? Wer mag, kann das Geschirr entsprechend auf dem Tisch anordnen?
3 Biografische Fragen	
	Sah Ihr Kaffeegeschirr so aus oder hatte es ein anderes Muster bzw. Aussehen? Hatten Sie eine Lieblingstasse? Wurde am Feiertag bzw. wenn Gäste kamen ein besonderes Kaffeeservice benutzt? War es ein „vererbtes" oder ein Geschenk zur Hochzeit? Haben Sie selbst Tischdecken genäht bzw. bestickt?
4 Förderung der Ressourcen	
Alltagskompetenz/Wortfindung Bilder oder real: Kaffeekanne, Zuckerdose Wissen abrufen Sollten die Teilnehmer Schwierigkeiten haben, Gegenstände frei zu benennen, so werden diese gezeigt Vase, Salz- und Pfefferstreuer, evtl. Kerzen, Tischtuch, Servietten	Was braucht man noch fürs Kaffee-/Teetrinken? Evtl. aussuchen lassen Die Gegenstände auf den Tisch stellen – auswählen lassen Was benötigt man noch, um den Tisch zu decken? Was fehlt noch? (Besteck, Gläser …) Die genannten Gegenstände werden auf den Tisch gestellt (Richtung: Hauptmahlzeit) Wie deckt man nun einen Tisch? Was gehört an welche Stelle? Gemeinsam wird der Tisch gedeckt
Wissen abrufen	Wie wird an besonderen Tagen der Tisch gedeckt? (Sonntag, Feiertag) Welche Gegenstände werden dann noch auf den Tisch gestellt? Aus welchem Material können Servietten sein?
5 Werte- und Gefühlsebene	
Materielles (herzeigen, was man hat), Besitz Eine Aufgabe haben, Gemeinsamkeit in der Familie	Phase 1: Ist es wichtig, den Tisch an Sonntagen besonders zu decken? Ist es wichtig, schönes Geschirr zu besitzen? Ist es ein Zeichen von Wohlstand, ein Service aus feinem Porzellan zu besitzen? Phase 2: Ist es eine schöne Pflicht, den Tisch zu decken? Ist gemeinsames Essen wichtig?

◼ Tab. 5.10 Fortsetzung

Inhalt/Ablauf	Durchführung
Schöne Dinge, Genuss, Wohlbefinden	Was ist das Schönste an einem gedeckten Tisch?
	Wie ist es, wenn das eigene Geschirr bewundert wird?
	Freut man sich, wenn nicht nur das Essen/der Kaffee gut ist, sondern auch die Teller und Tassen ein besonders Muster haben/aus besonders feinem Porzellan sind?
6 Schlussphase	
Aufräumen	Es kann zum Abschluss der Stunde noch Kaffee ausgeschenkt und ein Stück Kuchen angeboten bzw. zusammen Kaffee gekocht werden.
Schlusslied	
Persönliche Verabschiedung	Der Tisch wird abgeräumt, und es wird nachgefragt, was mit dem Geschirr passiert, wenn man es vom Tisch weggeräumt hat, beispielsweise abwaschen, abtrocknen, verstauen
Bedanken	

◼◼ **Weitere Einheiten zu folgenden Themen**

Weitere Ideen zum Thema „Tischkultur"

Man kann das Geschirr auch in bestimmte Gruppen teilen, z. B. Kaffeegeschirr, Mittagsgeschirr, Jausenbretter etc., und die Stunde dann mit dem Thema „Essen" verbinden.
Erinnerungsanker:

— Verschiedene Gruppen von Geschirr

Biografische Fragen:
Danach kann man noch Fragen stellen, die zum Thema Essen führen:

— Welche Speisen haben Sie von diesem Geschirr gegessen?
— Gab es einen Unterschied zwischen Alltags- und Sonntagsgeschirr (Feiertagsgeschirr)?
— Hatten Sie jeder einen eigenen Teller oder haben Sie aus einer gemeinsamen Pfanne gegessen?
— Gab es für jeden Gang einen eigenen Teller?
— Haben Sie eine Lieblingstasse, Lieblingsteller, Lieblingsbesteck?
— Bekamen Sie Geschirr als Aussteuer?
— Gab es bestimmte Tischrituale? (Beten vor dem Essen/nach dem Essen, gemeinsam Anstoßen, der Vater bekam als Erster zu essen)

Stärkung der Ressourcen:

— Wortfindung/Wissen: Je nach Geschirrgruppe sollen die passenden Speisen gesucht werden.
— Kaffeegeschirr: Welche Kuchen/Torten gibt es?
— Was für Getränke kann man zur Kaffeejause trinken?

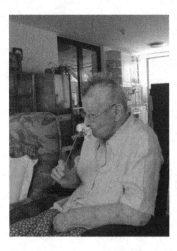

Abb. 5.20   „Die riecht nicht so gut!"

Jausenbretter/Messer:
- Was gehört zu einer anständigen Jause?
- Was isst man/was trinkt man?

Hauptspeisgeschirr:
- Was gehört zu einer Hauptmahlzeit?
- Welche Gänge gibt es?
- Unterschiedliches Essen an Wochentagen/Sonntagen/Feiertagen?

Gefühle-/Werteebene:
- Ist es wichtig, ein anständiges Essen auf den Tisch zu bringen?
- Ist es wichtig, dass die ganze Familie gemeinsam isst?
- Wie geht es einem, wenn das Essen knapp ist?
- Was ist das Schönste am gemeinsamen Essen?

5.10   Natur: Blumen

Stundenthema „Natur: Blumen"

Blumen erfüllen das Bedürfnis nach Schönheit, nach Kreativität und ermöglichen, die eigene Umwelt zu gestalten. Ein Blumenstrauß kann verschiedenste Erinnerungen wecken, vom eigenen Garten oder Balkon, auf dem Blumen gezogen (Gartenarbeit) wurden, bis hin zur Erntearbeit (Wiesenblumen, Abb. 5.20). Die Heuernte spielte in der Kindheit mancher Teilnehmer eine Rolle, entweder als Arbeit, die man tun musste, oder als Spaß, wenn man nur als Nachbarskind mithalf, oder als Gast auf Sommerfrische.

Praxistipp	

Die Gruppenleiterinnen sollten Blumen anbieten, die der Jahreszeit entsprechen, die in der Umgebung wachsen, die die Teilnehmenden kennen: klassische Blumen wie Rosen, Margeriten, und keinesfalls exotische – es sei denn, in der Gruppe befinden sich Spezialisten zu diesem Thema.

▪▪ **Blumen im Sommer**

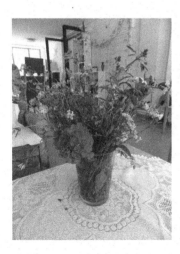

Abb. 5.21   Typischer Wiesenstrauß Ende Juli mit ein paar Pelargonienblüten

Mögliche Utensilien
- Ein Strauß oder mehrere Sträuße Wiesenblumen (Abb. 5.21)
- Garten/Balkonblumen: 2–3 Sorten (evtl. im Topf), z. B. Pelargonien oder Begonien aus dem Garten: Rittersporn, Ringelblumen, Lilien u.Ä.
- Vase

Die Stunde kann auch im Garten oder auf der Terrasse stattfinden (so es dort ruhig ist).

Die Teilnehmer erzählen, dass sie die Blumen zum Muttertag verschenkt haben, dass es ja vor allem am Land keine Blumengeschäfte gab. Manche geben auch an, beim Blumenpflücken von den Erwachsenen „verjagt" worden zu sein. Es gibt also ganz unterschiedliche Zusammenhänge.

5.10.1 Ablaufplan für die Gruppenstunde

Der folgende Ablaufplan (◨ Tab. 5.11) begleitet Sie durch die Gruppenstunde. Er erläutert die einzelnen Phasen und die Präsentation der einzelnen Utensilien.

Ablaufplan für die Gruppenstunde zum Thema „Natur: Blumen"

◨ **Tab. 5.11** Ablaufplan für die Gruppenstunde „Natur: Blumen"

Inhalt/Ablauf	Durchführung
1 Anfangsphase	
Persönliche Begrüßung	Sing along, sich an den Händen fassen und mit im Takt wiegen
Aufwecker: „Kornblumenblau", Walzer oder Marsch	Abwechselnd Mitklatschen und Mitmarschieren (im Sitzen)
2 Erinnerungsanker	
Blumensträuße	Die Teilnehmer erhalten zu zweit je einen Blumenstrauß aus verschiedensten Wiesenblumen, dürfen diesen betrachten, evtl. einzelne Blumen herausnehmen, riechen
Vase vorbereiten	In einer Vase arrangieren
	Haben Sie einige dieser Blumen schon einmal gesehen? (Bezeichnungen kommen spontan, werden nicht abgefragt!)
3 Biografische Fragen	
Strauß oder einzelne Blumen anbieten	Haben Sie auch Blumen gepflückt? – Diese oder andere?
	Gab es eine Wiese in Ihrer Nähe oder hatten Sie einen Garten?
	Wurden da auch viele Blumen angepflanzt? (Evtl. weiter in Richtung „Garten")
	Wer hat da vor allem gearbeitet?
	Kauften Sie die Blumen am Markt oder in einem Blumengeschäft?
	Was haben Sie zu Hause damit gemacht?
	– Die Blumen verschenkt?
	– Den Tisch dekoriert?
	Zu welchen Anlässen haben Sie Blumen verschenkt?
	Wurden Sie auch regelmäßig mit Blumen beschenkt? Von wem?
	Wer bekam vor allem Blumen?
	Welche Blume gefällt Ihnen am besten?

◙ **Tab. 5.11**   Fortsetzung

Inhalt/Ablauf	Durchführung
4 Förderung der Ressourcen	
Wortfindung	Im Blumenstrauß: welche Farben?
Einzelne Blumen anbieten	oder
Alltagskompetenz	Sehen Sie eine rote/gelbe … Blume? – Zeigen lassen
Unterschiede erkennen	Blüht diese Blume auf der Wiese oder auf … ?
Einige Wiesenblumen, darunter eine Balkonblume	In welchen Farben gibt es Pelargonien?
	Was muss man tun, damit sie schön blühen?
	Erklären lassen, was alles wichtig ist.
	Wer kümmert sich hauptsächlich um die Blumenpflege?
	Ist das eher eine Frauenarbeit? (Das sagen meist die Damen in der Runde, spannend, wenn auch Männer da sitzen!)
	Der Ausreißer soll entdeckt werden – wachsen alle Blumen auf der Wiese?
5 Werte- und Gefühlsebene	
Wohlbefinden, Kompetenz („Grüner Daumen")	Phase 1:
	Ist es schön, wenn die Wiesen, Gärten voller Blumen sind?
	Was muss man beachten, damit Blumen schön wachsen?
	Ist es viel Arbeit Blumen zu pflegen?
	Kann jeder Blumen pflegen?
	Gehören Blumen/Grünpflanzen zu einem gepflegten Zuhause?
	Phase 2:
	Hat man Freude, wenn Blumen in der Wohnung stehen/im Garten wachsen?
	Was ist das Schönste an Blumen?
Wohlbefinden, Arbeit, Kompetenz	Kann man stolz sein auf einen eigenen Blumengarten?
	Ist Gartenarbeit eine schwere Tätigkeit?
	Wie ist es, wenn selbst gepflanzte Blumen bewundert werden?
6 Schlussphase	
„Im schönsten Wiesengrunde"	Zusammenfassen, über welche Themen gesprochen wurde:
Persönliche Verabschiedung	Wiese – Blumen pflücken – Schönheit der Blumen –eigener Garten
Bedanken	Gemeinsam singen

▪▪■ **Ideen für weitere Einheiten einer Gruppenstunde**

– Erinnerungsanker:Zusätzlich zu den Blumen (evtl. Mohn und Kornblumen) ein Korb mit Heu, Bilder von der Heuernte und von Geräten, wie Sense, Heuwagen etc.

Biografische Fragen:
– Mussten Sie bei der Heuernte mithelfen?
– War es sehr mühsam?

- Hatten Sie auch Spaß dabei? – Da erzählen manche
  Teilnehmer vom Spiel im Heu, vom Herumwälzen u.Ä.
- Was war Ihre Arbeit dabei? – Bewegungen reichen!

Stärkung der Ressourcen:
- Womit wird das Heu gemäht?
- Wer hat das hauptsächlich gemacht?
- Wie wird das Heu in die Tenne/auf den Heuboden
  transportiert?
- Wer kann den Wagen ziehen? Evtl. Alternativen anbieten:
  Kuh, Ochse, Pferd
- Für wen wird das Heu geerntet? Was wird damit
  gemacht?

Werteebene:
- Ist es wichtig, dass die ganze Familie sich die Arbeit teilt? Ist
  es wichtig, dass man sich aufeinander verlassen kann? Ist es
  wichtig, wenn jeder bestimmte Aufgaben erfüllt?
- Was ist das Schwerste/das Schönste an der Heuarbeit?
- Was passiert wenn die Ernte nicht gut ist?

Weitere Ideen zum Thema
„Natur: Blumen"

■ ■ Blumen im Frühling

Erinnerungsanker:
- Schneeglöckchen, Primeln, Schlüsselblumen, Narzissen,
  Tulpen etc. (je nachdem, was aktuell blüht)
- Bild von Schaufel, Rechen, Harke oder tatsächliche Geräte;
  Erde, Gießkanne

Biografische Fragen:
- s.o.
- Blühten diese Blumen auch bei Ihnen im Garten/im Park/im
  nahen Wald?
- Welche gefällt Ihnen am besten?
- Fragen nach Gartenarbeit (s.o. oder beim Lebensthema
  ▶ „Arbeit")

Stärkung der Ressourcen:
- Frage nach Farben bzw. bestimmte Farben heraussuchen
- Welche der Blumen blüht als erste? (Evtl. wenn noch Schnee
  liegt)
- Welche im Garten und in der Natur?
- Weitere Frühlingsblumen sammeln (evtl. mit Bildern
  unterstützen)
- Was passiert im Frühling in der Natur (Vögel, Tauwetter
  etc.)?

Werteebene:
- Können Blumen helfen, die Stimmung zu heben, gute Laune zu machen?
- Vermitteln Blumen „Frühlingsgefühle?"
- Können Sie es manchmal schwer erwarten, bis die ersten Blumen blühen?

Liedervorschläge
- Alle Vögel sind schon da
- Kuckuck, Kuckuck
- Winter ade
- Nun will der Lenz uns grüßen
- Es tönen die Lieder

Lieder- und
Gedichtevorschläge zum
Thema „Natur: Blumen"

Gedichtevorschläge
- Frühlingsglaube (L. Uhland)
- Er ist's (E. Mörike)
- Frühling (T. Fontane)

Weitere Ideen für Stundenbilder:
- Gartenblumen (je nach Saison)
- Rosen
- Zimmerpflanzen

5.11 Natur: Früchte

Stundenthema „Natur:
Früchte"

Die Natur bietet nicht nur Erholung und Ausgleich, sondern ist auch Nahrungsquelle zum Selbstversorgen, Ernten und Ernähren (◘ Abb. 5.22).

Praxistipp

Je nach Region werden Blüten, Früchte etc. reif und sollten erst dann präsentiert werden. So stärken sie die Orientierung, und das vermittelt Sicherheit. Verwendet werden Naturalien, die bekannt sind, also keine exotischen Früchte oder ausgefallene Blumen, es sei denn, diese spielen in der Biografie der Teilnehmer eine Rolle.

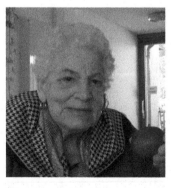

◘ **Abb. 5.22**   „Äpfel mag ich am liebsten!"

Je nach Ausstattung, Zeitressource können die Tätigkeiten wie Marmelade kochen oder Kompott einwecken tatsächlich stattfinden,

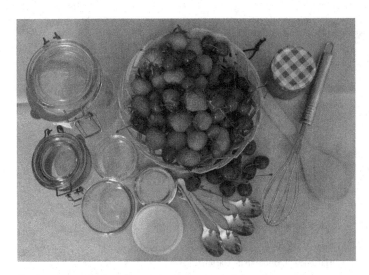

▣ **Abb. 5.23** Alles bereit zum Einkochen

doch kann diesen Tätigkeiten durchaus die Stunde vorangestellt werden um das Wissen wieder zu aktivieren.

■ ■ **Früchte am Beispiel Holunder und Erdbeeren/Kirschen**

> **Mögliche Utensilien**
> ▬ Erdbeeren oder andere Früchte der Saison (▣ Abb. 5.23)
> ▬ Einweck-/Rexgläser oder Schraubgläser (verschiedene Größen)
> ▬ Erdbeermarmelade, Löffelchen
> ▬ Schneebesen, Kochlöffel, großer Topf, flotte Lotte, Mixer

Zusätzlich zu den aufgeführten Utensilien könnte man folgende zur Zeit passende Dinge bereithalten:
▬ Holunderblüten am Stamm,
▬ Holunderblütensirup zum Kosten/Riechen,
▬ getrocknete Blüten.

Die Stunde kann auch im Garten stattfinden.

5.11.1 Ablauf für die Gruppenstunde

Der folgende Ablaufplan (▣ Tab. 5.12) begleitet Sie durch die Gruppenstunde. Er erläutert die einzelnen Phasen und die Präsentation der einzelnen Utensilien.

Ablauf für die Gruppenstunde zum Thema „Natur: Früchte"

◘ Tab. 5.12 Ablauf für die Gruppenstunde zum Thema „Natur: Früchte"

Inhalt/Ablauf	Durchführung
1 Anfangsphase	
Persönliche Begrüßung	Heute unterhalten wir uns über süße Früchte, denn die Erdbeeren sind schon reif
Bekanntgabe des Themas	
Aufwecker: „Die süßesten Früchte"	Sing along und/oder Mitklatschen
2 Erinnerungsanker	
Erdbeeren	Ein Korb mit Erdbeeren macht die Runde, jeder nimmt eine Frucht, riecht daran, kostet usw.
	Kennen Sie diese Früchte?
	Wie schmeckt die Erdbeere, ist sie schon reif?
3 Biografische Fragen	
Frische Früchte	Hatten Sie Erdbeeren im Garten?
	Oder auf ihren Spaziergängen/Wanderungen gesammelt oder auf dem Markt/im Laden gekauft? – Waren diese teuer?
	Kannten Sie einen besonders guten Platz?
	Hatten Sie Hilfe?
	Wie haben Sie die Früchte verwendet?
	Glas oder Schüssel noch einmal herumgehen lassen bzw. herumreichen: Jeder, der Lust hat, kostet
Marmelade	Hat Ihnen das Einkochen Spaß gemacht, oder war es mühsam und eine ungeliebte Tätigkeit?
	Wurde die Marmelade gerne gegessen, wer mochte sie am liebsten? – Kostproben verteilen
	Was ist Ihre Lieblingsmarmelade?
4 Förderung der Ressourcen	
Alltagskompetenz: Unterstützung durch Karten, Bilder oder Utensilien, die die einzelnen Arbeitsschritte beschreiben	Wie wird Marmelade gekocht? Was brauchen Sie dazu?
	Können Sie den Vorgang beschreiben?
	Reihenfolge durch das Auflegen der entsprechenden Utensilien sichtbar herstellen.
	Alternativfragen: Werden die Erdbeeren zuerst gewaschen oder geschnitten? – Antworten notieren bzw. die entsprechenden Karten auflegen (Reihenfolge/Ordnung ist sichtbar)
	Wenn kein freier Abruf: Fragen nach dem Umrühren?
	Was kann man alles aus Erdbeeren herstellen? (Likör, Saft, roh essen, einfrieren)
Schneebesen, Topf, „Flotte Lotte" etc.	Was würden Sie da aussuchen? Womit geht's am besten?
	Teilnehmer aussuchen lassen aus den Utensilien
	Fragen nach: Gelierprobe? Aufbewahrung? (sofern diese Schritte nicht spontan genannt werden)
Feinmotorik	Was gehört zusammen? Gummi, Glasdeckel und Rex/Einweckglas, Glas und Schraubdeckel
Evtl. verschieden große Gläser und Deckel	Teilnehmer probieren aus, welcher Deckel passt, und verschließen die Gläser

⬛ Tab. 5.12 Fortsetzung

Inhalt/Ablauf	Durchführung
Wissen abrufen/Wortschatz	Aus welchen Früchten kann man noch Marmelade machen?
Bilder anbieten	Abrufen unterstützen: z. B. den ersten Teil eines Wortes sagen, die Teilnehmenden ergänzen lassen
5 Werte- und Gefühlsebene	
Eigenes Obst (= Besitz), Arbeit – etwas herstellen, Kompetenz	Phase 1:
	Ist es wichtig, Vorräte zu haben?
Gemeinschaft	Ist es wichtig, eigenes Obst im Garten zu haben?
	Auf was muss man besonders achten, wenn man Obst im Garten hat?
	Ist Einkochen eine schwierige Arbeit?
	Phase 2:
	Ist es ein schönes Gefühl, dass alle bei der Ernte zusammenhelfen?
	Haben Frauen/Männer/Kinder spezielle Aufgaben?
	Hat man viel Arbeit, wenn man viel Obst im Garten hat?
6 Schlussphase	
Kosten/genießen	Die restlichen Früchte essen, nochmal von der Marmelade kosten oder ein Marmeladebrot zubereiten
„Kein schöner Land"	Ein Schlusslied singen
Persönliche Verabschiedung	
Bedanken	

■ ■ **Ideen für weitere Einheiten einer Gruppenstunde**

■ **Früchte des Sommers**

Erinnerungsanker:
= Aprikosen, Pfirsiche, Johannisbeeren, Kirschen etc.
= Großer Topf zum Kompott kochen, Kochlöffel, Einweckgläser
  (Liter und Halbliter)
= Begreifen, Kosten, Früchte selbst entkernen

Biografische Fragen:
= Besaßen Sie eigene Aprikosen- oder Kirschbäume?
= Wer pflegte den Obstgarten?
= Was war mühsamer einzukochen: Aprikosen oder Kirschen?
= Konnten Sie jedes Jahr genügend Früchte ernten?

Stärkung der Ressourcen:
= Wie müssen die Aprikosen vorbereitet werden, um ein
  Kompott zu kochen?

- Welche Zutaten, welche Utensilien brauchen wir dafür?
- Wie geht das Ganze vor sich? – Kochen-Einwecken?
- Aus welchem Obst kann man noch Kompott machen?
- Bildkarten oder echtes Obst; Aprikosen, Pfirsiche, Johannisbeeren, Kirschen
- Sortieren – Woraus eher Marmelade, woraus eher Kompott?
- Wortfindung: Welche roten Früchte gibt es noch?

- **Früchte des Herbstes**

Erinnerungsanker:
- Äpfel, Birnen, Trauben
- Evtl. einen Nudelwalker (auch Bild), Kochlöffel, Mehl, Zucker (auch einfach nur Verpackungen oder Schälchen mit echten Zutaten, die auch gekostet werden können) u.Ä.
- Apfel oder/und Birnen aus in einem Korb anbieten, jeder betastet die Früchte
- Vor den Augen/bzw. durch Teilnehmende aufschneiden, kosten

Biografische Fragen:
- Mussten Sie das Obst am Markt oder im Geschäft besorgen?
- Wie war die Auswahl? Gab es mehrere Sorten?
- Oder standen Apfel-, Birnen-, Zwetschgenbäume in Ihrem Garten?
- Wer half bei der Ernte?
- Wo wurde das Obst eingelagert?
- Konnten Sie lange (bis zum Frühjahr) davon essen?

Stärkung der Ressourcen:
- Was kann man aus Äpfeln herstellen (bei einer Sorte bleiben)?
- Eine Verwendung heraussuchen: z. B. Apfelkuchen/-strudel
- Einkaufsliste schreiben (DIN A5 – dicker Stift)
    - Mehlpackung zeigen: Brauchen wir das?
    - Alternativfragen stellen, falls freies Abrufen schwerfällt, z. B.: „Brauchen wir Mehl oder Brösel?" – Aussuchen lassen
    - Vorgang miteinander beschreiben
    - Utensilien sammeln zum Backen (Anregung z. B. durch Nudelwalker und die Bewegung damit)

Weitere Aspekte zum Thema „Backen" findet man auch im ▶ Abschn. 5.7 (Thema „Essen/Ernährung").

Weitere Ideen zum Thema „Natur: Früchte"

5.12 Natur: Gemüse

Die Natur bietet nicht nur Erholung und Ausgleich, sondern ist auch Nahrungsquelle zum Selbstversorgen, Ernten und Ernähren. Der Schwerpunkt der Einheit kann also Garten und Natur als Erholungsraum, aber auch Arbeitsbereich (▶ Thema „Arbeit") betreffen. Ebenso können Kochen, Einlegen und Einlagern in den Mittelpunkt gestellt werden.

Stundenthema „Natur: Gemüse"

Je nach Region werden Blüten, Früchte etc. reif und sollten erst dann präsentiert werden, so stärken sie die Orientierung, und das vermittelt Sicherheit (◘ Abb. 5.24). Verwendet werden Naturalien, die bekannt sind, also keine ausgefallenen Sorten. Wenn es regionsspezifisches Gemüse gibt (z. B. Kürbis, Spargel), so kann auch mit diesem eine ganze Einheit gestaltet werden.

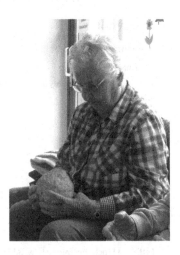

◘ Abb. 5.24 „Der ist aber schwer und groß!"

■ ■ **Gemüse je nach Saison**

Materialvorschlag: ein Korb mit einer großen Möhre, einer Sellerie, 1–2 großen gelben Zwiebeln, einem Bund/einem Stock Petersilie (◘ Abb. 5.25), evtl. Liebstöckl/Maggikraut.

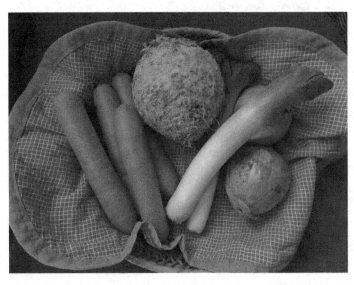

◘ Abb. 5.25 Was könnte man daraus nur kochen?

5.12.1 Ablauf für eine Gruppenstunde

Ablauf für eine
Gruppenstunde zum Thema
„Natur: Gemüse"

Der folgende Ablaufplan (❑ Tab. 5.13) begleitet Sie durch die Gruppenstunde. Er erläutert die einzelnen Phasen und die Präsentation der einzelnen Utensilien.

❑ **Tab. 5.13** Ablauf für eine Gruppenstunde zum Thema „Natur: Gemüse"

Inhalt/Ablauf	Durchführung
1 Anfangsphase	
Persönliche Begrüßung	Gemeinsam singen, sich im Takt bewegen
Aufwecker: „So ein Tag, so wunderschön wie heute"	„Petersil' und Suppenkraut wächst in meinem Garten … "
Gedicht	
2 Erinnerungsanker	
Korb mit Gemüse (max. drei Sorten)	Einer der Teilnehmenden wählt ein Gemüse aus dem Korb, dieses macht die Runde, wird betastet und evtl. benannt (nur wenn die Antwort spontan kommt!)
	Kennen Sie dieses Gemüse? – Antwort „Ja" reicht aus
	Eines nach dem anderen … dann alles am Tisch ablegen
3 Biografische Fragen	
Evtl. eine Frucht herzeigen bzw. Bilder	Haben Sie gerne Gemüse gekocht/gegessen?
	Mussten Sie dieses am Markt einkaufen, oder haben Sie es im eigenen Garten großgezogen?
	Welches dieser Gemüse haben Sie angepflanzt und geerntet?
	Aus den Bildern/Gemüse aussuchen lassen
	Waren es noch andere Sorten?
	Die Gartenarbeit – war sie mühsam?
	(Je nach Teilnehmenden kann sich die Richtung des Themas zur Gartenarbeit hin bewegen, z. B. auch, wenn mehrere männliche Teilnehmende dabei sind)
	Die erste Ernte ist meistens das Radieschen. Säten Sie auch welche aus?
	Hatten Sie ein Gewächshaus oder ein Frühbeet mit einer Scheibe darauf?
4 Förderung der Ressourcen	
Alltagskompetenz	Was könnte man nun aus dem Gemüse hier zubereiten?
Gemüseauswahl	Falls eine Speise genannt wird, z. B. Suppe – nach der persönlichen Zubereitung fragen
	Zusammenfassen/aufschreiben – dann erst: „Fehlt noch etwas?"
	Auf die Antwort hinführen, indem man den Vorgang noch einmal beschreibt
	Eine Einkaufsliste schreiben
	Welche Kräuter kennen Sie noch?
	Was streut man auf die Suppe? – Schnittlauch

◼ **Tab. 5.13** Fortsetzung

Inhalt/Ablauf	Durchführung
Wortfindung	Welches Gemüse kennen Sie noch?
Wissen abrufen	Mit Bildkarten oder Umschreibungen unterstützen
Bildkarten	
Weiteres Gemüse	Bild oder echtes Gemüse anbieten – dazu dann die Frage:
z.B. Möhren - Kraut	Wie wächst eine Karotte? (Unter der Erde)
	Gibt es verschiedene Sorten?
	Was wächst noch über/unter der Erde?
	Sortieren – Ordnung sichtbar herstellen.
5 Werte- und Gefühlsebene	
Besitz, Kompetenz:	Phase 1:
Sicherheit, Arbeit	Ist es wichtig, eigenes Gemüse anzubauen?
	Wie ist es, wenn die Ernte vernichtet wird?
	Gibt eigenes Gemüse Sicherheit?
	Braucht man viel Erfahrung, um Gemüse zu pflegen, anzubauen?
	Ist ein großer Gemüsegarten ein Zeichen von Wohlstand?
	Phase 2:
	Ist es wichtig, eigenes Gemüse im Garten zu haben?
	Was ist das Schönste, wenn man selbst Gemüse anbaut?
	Was ist schwer an der Pflege des Gemüses?
	Wie geht es einem, wenn die Ernte vernichtet wird?
	Ist man stolz, wenn die Ernte besonders gut ist?
	Ist eigenes Gemüse kostbar?
6 Schlussphase	
Sprichwörter ergänzen	Den Beginn eines Sprichwortes/einer Redewendung mündlich und/oder auf einer Karte im Großdruck vorgeben – Wer es weiß, ergänzt
Aufräumen	
kochen	Zusammen mit den Teilnehmenden die Utensilien in einen Korb/eine Tasche räumen, nochmals benennen
Persönliche Verabschiedung	
Bedanken	Ev. eine Suppe zubereiten

Sprichwörter und Redewendungen

- Kraut und Rüben
- Die dümmsten Bauern haben die größten Kartoffeln
- Der kluge Mann baut vor. Morgen, morgen nur nicht heute, sagen alle faulen Leute
- Geteilte Freude ist doppelte Freude
- Morgen, morgen, nur nicht heute, sagen alle faulen Leute
- Siehe weiter: ▶ Thema „Kochen" und ▶ Thema „Arbeit"

Sprichwörter und
Redewendungen zum Thema
„Natur: Gemüse"

■ ■ **Weitere Einheiten zu folgenden Themen**

■ **Kartoffeln**

Erinnerungsanker:
- Kiste mit verschieden großen Kartoffeln, ev. auch verschiedene Sorten
- Begreifen, Festigkeit und Größe feststellen
- Stampfer, Schälmesser usw., Reibe, Kartoffelpresse, Kartoffel-stampfer, Schneebesen, Kochlöffel

Biografische Fragen:
- Je nach Biografie: zur Kartoffelernte oder zum Hamstern im Krieg
- Haben Sie auch Kartoffeln im Freien gebraten?
- Welche Bedeutung hatten Kartoffeln?
- Waren Kartoffel ein wichtiges Lebensmittel?
- Essen Sie gerne Kartoffeln?

Stärkung der Ressourcen:
- Wortfindung/Wissen: Was kann man aus Kartoffeln zubereiten?
- Ein Rezept aussuchen, das alle kennen, und die Zutaten sammeln (Einkaufsliste), dann die Zubereitung besprechen, z. B. Kartoffelsuppe, Reibekuchen, Kartoffelsalat, Püree.
- Welche Zutaten brauchen wir noch dafür? – Vorgang gemeinsam nachvollziehen, um das Abrufen zu unterstützen, zusätzlich Geräte anbieten oder aussuchen lassen.(je nach Gericht)
- „Brauchen wir das für eine Kartoffelsuppe?" –Zutaten und/oder Utensilien zur Auswahl anbieten
- Wissen abrufen: Kennen Sie Kartoffelsorten?
- Wahrnehmung: der Größe nach ordnen

■ **Bohnen, Erbsen (frisch im Spätsommer, getrocknet auch im Winter), Linsen**

Erinnerungsanker:
- Verschiedene Schüsseln mit weißen/roten/großen Bohnen, Erbsen getrocknet oder in Schoten, so dass die Teilnehmenden die Erbsen erst öffnen (und auch kosten können)
- Schüsseln eine nach der anderen herumgeben, die Teilneh-menden darin „herumwühlen" lassen

Biografische Fragen:
- Siehe oben und auch nach der Ernte, wie wurden die Lebens-mittel beschafft? Wurden sie gerne gegessen oder doch zu oft?

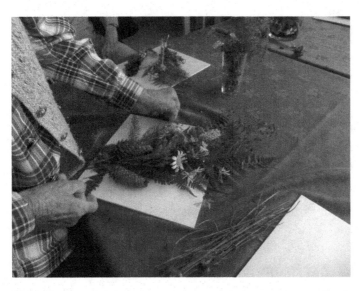

⊙ Abb. 5.26   „Zapfen habe ich zum Anheizen verwendet."

Stärkung der Ressourcen:
- Alltagskompetenz: Gerichte – Zutaten, Vorgang; Sorten
- Konzentration: Abzählen oder eine Schüssel reihum – jeder soll zwei weiße Bohnen nehmen, dann in der zweiten Runde vier rote usw.

Weitere Themen für Gruppenstunden:
- Kräuter und deren Verwendung

Weitere Ideen zum Thema „Natur: Gemüse"

5.13   Natur: Bäume/Wald

Der Wald als Erholungsraum, als Arbeitsplatz oder Erntemöglichkeit – in alle Richtungen kann die Einheit gestaltet werden, je nach Lebenshintergrund und Jahreszeit.

Das Thema wird der aktuellen Jahreszeit angepasst, um frische Blätter, Zweige oder Baumfrüchte zu präsentieren und so die zeitliche Orientierung zu stärken (⊙ Abb. 5.26). Eine Kombination mit dem Thema Tiere ist ebenso möglich.

Stundenthema „Natur: Bäume/ Wald"

■ ■ **Naturmaterial je nach Saison**

Materialvorschläge
- Zweige: kahle, mit Blättern, mit Blüten (z.B. Lindenblüten) oder Früchten
- Korb mit verschiedenen bunten Blättern

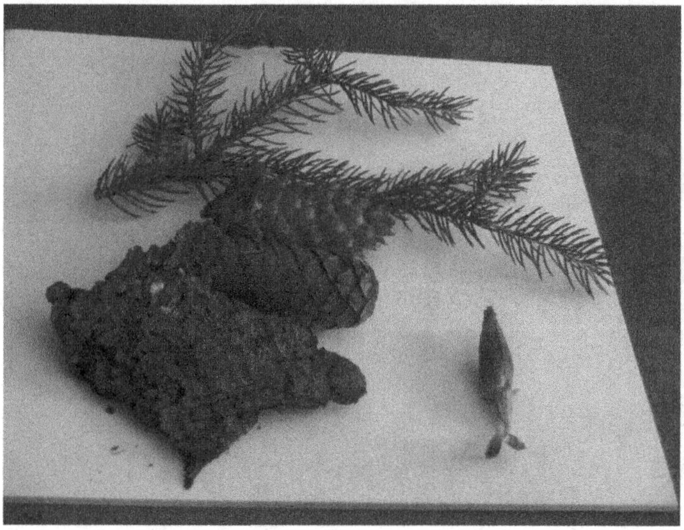

◘ **Abb. 5.27**   Grüße aus dem Wald

- Baumfrüchte wie Eicheln, Bucheckern, Kastanien, verschiedene Zapfen, Pfaffenhütchen, Walderde, Laub, Rinde, Holz, Moos, Blumen
- Pilze (auch Bilder), Farne
- Schneckenhäuser
- Beeren zum Kosten bzw. Marmelade, Heidelbeerkamm, Beerenrechen, Raffel, Riffel
- Geräusche (Vogelstimmen, Hirschröhren, Rauschen der Blätter)
- Bilder von Werkzeug für die Forstarbeit
- Brett oder Pappe bzw. Vase oder Körbchen

Als Abschluss wählen die Teilnehmer einige Materialien aus, die sie auf einem Holzbrett oder auf einer Pappe bzw. in einem Körbchen anordnen und mitnehmen (◘ Abb. 5.27).

5.13.1 Ablaufplan für die Gruppenstunde

Ablaufplan für die Gruppenstunde zum Thema „Natur: Bäume/Wald"

Der folgende Ablaufplan (◘ Tab. 5.14) begleitet Sie durch die Gruppenstunde. Er erläutert die einzelnen Phasen und die Präsentation der einzelnen Utensilien.

□ **Tab. 5.14** Ablaufplan für die Gruppenstunde zum Thema „Natur: Bäume/Wald"

Inhalt/Ablauf	Durchführung
1 Anfangsphase	
Persönliche Begrüßung	Heute lade ich Sie zu einem „Waldspaziergang" ein
Bekanntgabe des Themas	Im Wald und auf der Heide – gemeinsam singen, evtl. dazu marschieren
Aufwecker: Singen	
2 Erinnerungsanker	
Erinnerungsanker	Gehen Sie gerne in den Wald?
Frische Tannenzweige	Jeder hat Zeit, die Zweige zu betasten und evtl. an ihnen zu riechen
	Wie fühlen sich diese Zweige an?
	Erinnern Sie sich, diese Bäume gesehen zu haben?
3 Biografische Fragen	
Blätter oder Laub anbieten	Gingen Sie zu ihrem Vergnügen in den Wald, oder mussten Sie dort auch arbeiten? (Holzarbeiten, Jagd)
	Sammelten Sie Holz um zu heizen?
	Was gefiel Ihnen oder war Ihnen der Wald auch unheimlich?
	Gab es einen Wald in Ihrer Umgebung? (Hochwald, Mischwald, Nadelwälder)
	Oder konnten Sie nur im Wald spazieren gehen, wenn Sie einen Ausflug machten?
Bilder von Parklandschaften	Für Stadtbewohner: Gab es Bäume in Ihrer Wohnumgebung/im Hof/im nächsten Park?
	Wie sah der Wald aus? Eher hohe Nadelbäume oder bunte Laubbäume?
	Können Sie sich an den Geruch erinnern?
Pilze/Beeren anbieten	Sammelten Sie auch Pilze oder Beeren? – Jeder kann einen Löffel Marmelade oder Beeren kosten
Marmelade	Hatten Sie einen Hausbaum?
4 Förderung der Ressourcen	
Alltagskompetenz/Wortfindung	Was kann man auf dem Waldboden entdecken?
Zapfen	Zapfen begreifen lassen oder in Eicheln/Kastanien „wühlen"
Einen Korb mit Eicheln etc.	Welche Pilze kennen Sie?
Moospolster zum Betasten	Welcher davon ist giftig?
Bilder von versch.Pilzen oder echte	Wenn eine Kategorie „eröffnet" ist, fallen den Teilnehmern weitere Begriffe ein
Wissen abrufen	Bild von Herrenpilz oder Pfifferling bzw. Fliegenpilz vorlegen – Teilnehmer wählen aus
Alltagskompetenz	Was könnte man aus Pilzen herstellen, wie macht man sie haltbar? (Trocknen)
Holzproben bzw. Bilder von Möbeln oder Gegenstände aus Holz	Was kann alles aus Holz gefertigt werden? Zum Unterstützen des Abrufens wird ein Gegenstand oder ein Bild herumgegeben
Wahrnehmung	Auseinandersortieren in Gruppen oder aussuchen lassen:
Utensilien aus Metall und aus Holz (mit jeweils 2 beginnen)	Was ist aus Holz? – Jedem Teilnehmer ein Utensil aus Holz, eines aus Metall anbieten
	Aussuchen lassen oder auf einem Tisch kategorisieren

◻ Tab. 5.14   Fortsetzung

Inhalt/Ablauf	Durchführung
5 Werte- und Gefühlsebene	
Arbeit, Freizeit, Kompetenz	Phase 1:
	Ist es wichtig, dass man sich beim Sammeln von Pilzen sehr gut auskennt? Kann jeder Pilze sammeln?
	Ist der Wald wichtig für Mensch und Tier?
	Ist der Wald ein besonderer Ort, um auszuruhen?
	Ist die Waldarbeit gefährlich? Was muss man besonders beachten?
	Ist ein Baum etwas Wertvolles bzw. Besonderes?
	Phase 2:
	Schenkt der Wald den Menschen wertvolle Nahrungsmittel?
	Wie fühlt es sich an, im Wald unterwegs zu sein?
	An was erinnert sie der Geruch von frischem Holz?
	Wenn man einen Wald besitzt, hat man dann sehr viel Arbeit?
6 Schlussphase	
Sprichwörter ergänzen	Gruppenleiterin nennt den Beginn eines Sprichwortes oder einer Redewendung – wer mag, ergänzt
Abschlusslied und/oder Waldarrangement	
Naturmaterial/Brett/Vase	„Am Brunnen vor dem Tore"
Persönliche Verabschiedung	Teilnehmer suchen sich Zweige/Waldfrüchte/Blumen und legen auf Pappe oder Holz ein Bild bzw. Arrangement
Bedanken	Alternativ einen Strauß für eine Vase gestalten

Vorschläge für Sprichwörter und Redewendungen zum Thema „Natur: Bäume/Wald"

Vorschläge für Sprichwörter und Redewendungen
- Den Wald vor lauter Bäumen nicht sehen
- Wie man in den Wald hineinruft, so schallt es heraus
- Der Apfel fällt nicht weit vom Stamm
- Auf dem Holzweg sein
- Auf Holz klopfen
- Aus gutem Holz sein

Liedervorschläge zum Thema „Natur: Bäume/Wald"

Liedervorschläge
- Vor meinem Vaterhaus
- Es war im Böhmerwald
- Bunt sind schon die Wälder
- Im Grunewald ist Holzauktion
- Ein Männlein steht im Walde

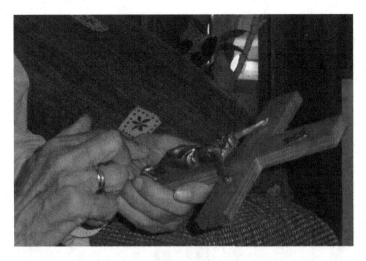

⊙ Abb. 5.28   „So hat unser Kruzifix im Herrgottswinkel auch ausgesehen."

5.14   Glaube und Religion

Im Leben sind Glaube und Religion meist ein fixer Bestandteil des Alltags. Gemeinsames Beten vor den Mahlzeiten, zu bestimmten Tageszeiten (z. B. am Freitag um 15 Uhr einen Rosenkranz), über den sonntäglichen Kirchbesuch – Religion war ein wichtiger Teil des Lebens. Religion und Glaube waren allgegenwärtig. Sie boten Struktur und gaben Sicherheit (⊙ Abb. 5.28).

Das Stundenbild richtet sich nach den Gepflogenheiten einer römisch-katholischen Religionsausübung und versteht sich nur als möglicher Rahmen.

Stundenthema „Glaube und Religion"

Mögliche Utensilien
- Rosenkranz (⊙ Abb. 5.29)
- Kerzen
- Weihwassergefäß
- Engel, Kreuz
- Fotos von Kirchen, Bildstöcken und Marterln
- Bibel, Gebetsbuch, Gotteslob
- Heiligenbildchen, Sterbebildchen
- Heiligenstatuen, Devotionalien

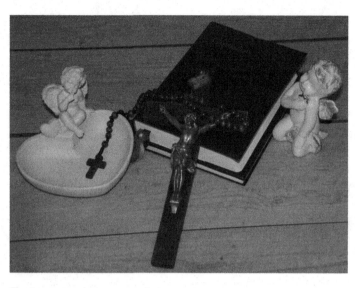

◨ **Abb. 5.29**   Trost im Glauben finden

5.14.1 **Ablauf für die Gruppenstunde**

Ablaufplan für die
Gruppenstunde zum Thema
„Glaube und Religion"

Der folgende Ablaufplan (◨ Tab. 5.15) begleitet Sie durch die Gruppenstunde. Er erläutert die einzelnen Phasen und die Präsentation der einzelnen Utensilien.

◨ **Tab. 5.15** Ablaufplan für die Gruppenstunde zum Thema „Glaube und Religion"

Inhalt/Ablauf	Durchführung
1 Anfangsphase	
Persönliche Begrüßung	Kann man das öfter am Tage hören?
Aufwecker: Kirchenglocken	Mitsingen bzw. zuhören – sich an den Händen halten
Lied: „So nimm denn meine Hände"	
2 Erinnerungsanker	
Kreuz und Rosenkranz	Die Gegenstände werden den Teilnehmern gereicht; jeder Teilnehmer hat genug Zeit, sie ausgiebig zu betrachten
	Die Perlen des Rosenkranzes können einzeln betastet werden (durch die Finger gleiten lassen)
	Hatten Sie auch ein Kreuz, einen Rosenkranz?
	Haben Sie regelmäßig „Rosenkranz" gebetet?
	Hing bei Ihnen im Haus ein Kreuz? – Herrgottswinkel?

◻ Tab. 5.15 Fortsetzung

Inhalt/Ablauf	Durchführung
3 Biografische Fragen	
Gesangsbuch/Gebetsbuch Anbieten zum Blättern Fotos, Ansteckblumen, Kränze	Kauften sie diese Gegenstände selbst oder bekamen sie sie vielleicht zu einem bestimmten Anlass geschenkt? Gingen sie am Sonntag immer in die Kirche? (Alleine, mit der ganzen Familie?) Sind sie immer gerne gegangen oder war es auch manchmal eine (lästige) Pflicht? Was zog man zum Kirchgang an? Haben Sie in der Familie gebetet? Bestimmte Gebete? Zu bestimmten Tageszeiten? Wer bestimmte, was gebetet wurde? Gab es Anlässe, zu denen bestimmte religiöse Bräuche durchgeführt wurden? Welche religiösen Feste gibt es im Jahreslauf? Können Sie sich noch an Ihre Erstkommunion, Ihre Firmung, Ihre Hochzeit, die Taufe Ihrer Kinder erinnern? Was war das Besondere daran?
4 Förderung der Ressourcen	
Alltagskompetenz/Wortfindung Weihwassergefäß, Engel, Bibel …	Wo kann man noch Kreuze sehen? Welche Gegenstände findet man in der Kirche noch? Welche Dinge fallen ihnen noch ein, die ein gläubiger Mensch verwendet?
Wissen abrufen	Die weiteren Gegenstände werden präsentiert. Die Teilnehmer können sie näher betrachten und angreifen. Auf die Dinge, die den Teilnehmern wichtig scheinen, wird näher eingegangen Welche Gegenstände fehlen noch? Das Bild der Ortskirche aus anderen heraussuchen.
Sterbebildchen	Zu welchem Anlass bekommt man so ein Bildchen?
Bilder von Bildstöcken und Marterln (Heiligenstöcken)	Wo stehen diese Marterln? Was macht man an diesen Bildstöcken oder Marterln? Aus welchem Anlass werden sie errichtet? Wer errichtet sie? Kennen Sie eines in der Nähe?

5

◘ Tab. 5.15 Fortsetzung

Inhalt/Ablauf	Durchführung
5 Werte- und Gefühlsebene	
Zugehörigkeit zu einer Gruppe, Gemeinschaft, Halt, Sicherheit	Phase 1:
	Hat Glaube und Religion einen fixen Platz im Alltag?
	Hilft der Glaube manchmal weiter?
	Sind Rituale etwas Wichtiges?
	Was passiert, wenn ein Mensch keinen Glauben hat oder seinen Glauben verliert?
	Wer vermittelt Kindern den Glauben?
	Hat Religion und Glaube heute eine andere Bedeutung als früher?
	Ist ein Pfarrer/Priester/Ordensschwester eine Respektsperson?
	Phase 2:
	Ist beten, in die Kirche gehen … etwas Wichtiges?
	Kann der Glaube Halt, Geborgenheit, Sicherheit geben?
	Kann Glaube Hilfe sein?
	Gibt es auch Zeiten, wo man den Glauben verlieren kann bzw. daran zweifeln?
	Hält der Glaube die Familie zusammen?
	Was passiert, wenn ein Mensch keinen Glauben hat oder ihn verliert?
	Was ist das Schönste am Glauben, an der Religion?
	Gibt es auch Dinge, die nicht so schön sind?
6 Schlussphase	
Nochmals das Läuten der Kirchenglocken vorspielen	Zu welchen Anlässen läuten Kirchenglocken?
Lied: „Großer Gott, wir loben Dich"	Gemeinsames Singen des Schlussliedes
Persönliche Verabschiedung	Ein Gebet sprechen
Bedanken	

Vorschläge für Lieder und Gebete zum Thema „Glaube und Religion"

Lieder und Gebete
- Komm, Herr Jesus, sei unser Gast und segne, was du uns bescheret hast
- Vaterunser
- Gegrüßet seist du Maria
- Glaubensbekenntnis
- Müde bin ich geh zur Ruh, schließe meine Augen zu. Vater, lass die Augen dein über meinem Bette sein

■ ■ Ideen für weitere Einheiten einer Gruppenstunde

■ Heilige Sakramente (► auch Thema „Partnerschaft")

Erinnerungsanker:
- Bilder von Taufe, Hochzeit, Begräbnis, Haarkranz von Erstkommunion, Taufkerze, Taufkleid

Biografische Fragen:
- Können Sie sich noch an Ihre Erstkommunion, Firmung, Hochzeit, die Taufe ihrer Kinder und an Begräbnisse erinnern?
- Wie verbrachte man so einen Tag?
- Wer wurde aller an so einem Tag eingeladen bzw. nahm teil?

Stärkung der Ressourcen:
- Was hat man angezogen?
- Was wurde gegessen?
- Welche Gegenstände braucht man für eine Taufe, Hochzeit, für ein Begräbnis?
- Braucht man bestimmte Menschen die einen an so einem Tag begleiten? (Taufpate, Firmpate, Priester, Trauzeugen etc.)
- Was braucht man alles für ein Begräbnis?

Werteebene:
- Dazugehörigkeit zu einer Gruppe
- Stärkung durch Empfang der Sakramente
- Wichtigkeit eines anständigen Begräbnisses

■ Allerheiligen

Da das Thema „Sterben" oft einen sehr großen Raum und wichtigen Platz im Leben vieler unserer Heimbewohner einnimmt, könnte gerade in der Zeit um den 1. und 2. November eine Stunde diesem Thema gewidmet werden.

Erinnerungsanker:
- Parte, Sterbebildchen, Bild von Trauerzug, Kreuz, Blumen, Trauerflor, schwarze Armbinde

Biografische Fragen:
- Können Sie sich noch an bestimmte Begräbnisse erinnern?
- Wurden die Menschen früher zu Hause aufgebahrt?
- Wer wusch und zog den Verstorbenen an?
- Starben die Menschen zu Hause oder im Krankenhaus?

Stärkung der Ressourcen:
- Welche Rituale gibt es, wenn jemand verstoben ist?

— Was muss alles vor einem Begräbnis erledigt werden?

— Beten vor dem Begräbnis? (Wann und wie oft? In der Kirche oder zu Hause?)

— Welche Vereine oder Gruppen begleiten oft ein Begräbnis?

Werteebene:

Weitere Ideen zum Thema „Glaube und Religion"

— Wichtigkeit eines „anständigen" Begräbnisses

— Wichtigkeit des Empfangs der Sterbesakramente

— Grabpflege

5.15　Freizeit: Musik/Tanz, Vereine/Theater

Stundenthema „Freizeit: Musik/Tanz, Vereine/Theater"

Aus den Erzählungen der hochbetagten Teilnehmenden erfährt man, dass es Freizeit im modernen Sinn nicht gab. Eine wichtige Rolle spielte aber Musik, gehört und selbst gespielt, und Singen, oft verbunden mit der Mitgliedschaft in einem Verein oder im Kirchenchor (◘ Abb. 5.30). Tanzen auf Festen oder sogar auf einem Ball, 5-Uhr-Tee in einem Kaffeehaus und meist im städtischen Umfeld, Theater und Kinobesuch waren wichtig.

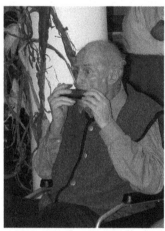

◘ **Abb. 5.30** „Meine Frau und ich haben in den Wirtshäusern gesungen, begleitet von Ukulele oder Mundharmonika; dafür bekamen wir ein Getränk oder eine kleine Mahlzeit."

Materialvorschläge

— Musik nach dem Geschmack der Teilnehmer zum Anhören und Mitsingen

— Texte können oft nicht mehr mit verfolgt werden (ausprobieren!)

— Gängige Tanzmusik, volkstümlich oder Standard

— Instrumente, vor allem, wenn man weiß, dass jemand ein Instrument gespielt hat (◘ Abb. 5.31)

— Trommeln, Schellenbänder, Xylophon, Kindergitarre, Mundharmonika

— Hörbeispiele von Instrumenten (Hören und Erinnern)

— Notenblätter, Notenständer, Taktstab

— Bilder von Instrumenten, von Musikkapellen

— Schallplatten mit Hülle, ein Grammophon/Plattenspieler oder ein Bild

— Alter Radioapparat

— Kassettenrekorder

— Tanzschuhe, Bilder eines Tanzpaars, eines Ballkleides u.Ä.

— Fotos von Sängern und Sängerinnen

— Karten mit Sprichwörtern und Redewendungen (geteilt oder ganz)

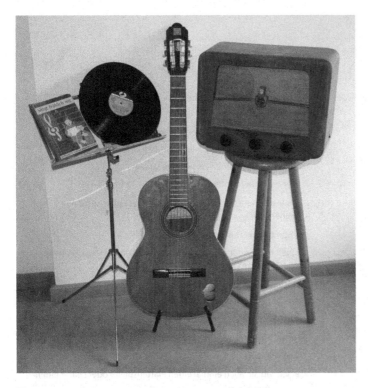

■ Abb. 5.31   Mit Musik geht alles besser

5.15.1 Ablaufplan für die Gruppenstunde

Der folgende Ablaufplan (■ Tab. 5.16) begleitet Sie durch die Gruppenstunde. Er erläutert die einzelnen Phasen und die Präsentation der einzelnen Utensilien.

Ablaufplan für die Gruppenstunde zum Thema „Freizeit: Musik/Tanz, Vereine/Theater"

■ Tab. 5.16 Ablaufplan für die Gruppenstunde zum Thema „Freizeit: Musik/Tanz, Vereine/Theater"

Inhalt/Ablauf	Durchführung
1 Anfangsphase	
Persönliche Begrüßung	Mit Musik geht alles besser – stimmt das?
Aufwecker: Schlager oder Volkslied, je nach Teilnehmergruppe, z. B.:„Ich tanze mit dir in den Himmel hinein"	Bewegung im Sitzen nach Musik
	Mitsingen, mitschunkeln (sich auch dabei die Hände reichen)
2 Erinnerungsanker	
Musik	Hören Sie gerne Musik?
Evtl. Alternativen vorgeben	Schlager wie diesen oder lieber eine andere Richtung?
Oder	Eine Polka oder lieber einen Walzer?
Fragen, evtl. Beispiele geben	Ein Lied, das Sie in der Schule gelernt haben, z. B.:„Ein Vogel wollte Hochzeit machen"?
	Machte Ihnen das Singen Spaß?

Tab. 5.16 Fortsetzung

Inhalt/Ablauf	Durchführung
3 Biografische Fragen	
Echte Instrumente (höchstens 3) oder Bilder anbieten	Sangen Sie in einem Kirchenchor oder zu Hause?
	Hausmusik?
	In welchen Lebenssituationen sangen Sie noch?
	Spielten Sie oder ein Familienmitglied ein Instrument?
	Ist es hier zu sehen? – Auswählen lassen
	Wer gab Ihnen Unterricht?
Instrumente auch ausprobieren lassen	Ein Instrument herumgeben oder mehrere gleiche für alle Teilnehmer
Notenbücher	Notenbücher durchblättern lassen
	Spielten Sie oder ein Familienmitglied in der Blasmusikkapelle oder in einem Orchester?
Radioapparat/Bild	Hörten Sie regelmäßig Radio?
	Was wurde da hauptsächlich gespielt?
	An den Knöpfen drehen, den Apparat heben
Bild/Utensilien	Hatten Sie so etwas? (Bild/Utensil zeigen)
	Gab es ein … ?
Evtl. eine Kassette einlegen und Musik hören	Bekamen Sie auch einmal einen Plattenspieler oder später einen Kassettenrekorder?
	Mit den Gegenständen hantieren lassen
	Eine LP bzw. eine Single herumgehen lassen, betasten lassen, in die Hülle stecken
Fotos von bekannten Sängern und Sängerinnen	Besuchten Sie auch das Opernhaus? Gibt es eine Lieblingsoper?
	Oder hörten Sie lieber Operetten? (Vertiefung bei Interesse)
	Sehen Sie gern Musiksendungen im Fernsehen?
	Was hören Sie dann besonders gern?
Tanzschuhe, Bilder eines Tanzpaars/eines Ballkleids	Durften Sie tanzen gehen?
	Wo hatten Sie dazu Gelegenheit (Tanzboden, Kaffeehaus, Ball …)
	Sind Sie eine gute Tänzerin/ein guter Tänzer?
	Sind Sie früher zu einer Tanzschule gegangen?
	Gab es einen Abschlussball?
	Bekamen Sie ein neues Kleid?
4 Förderung der Ressourcen	
Alltagskompetenz	Welche Instrumente spielen in einem Orchester?
Mit Bewegungen unterstützen	Den ersten Teil eines Titels nennen (evtl. wiederholen)
Oder Hörbeispiele (max. 3)	Wer möchte, ergänzt
Wortfindung	Variante: Liedanfänge anspielen, evtl. wiederholen – Wenn bekannt, singen die Teilnehmer spontan mit
Wissen abrufen	

◐ Tab. 5.16 Fortsetzung

Inhalt/Ablauf	Durchführung
Liedtitel ergänzen (Lieder, Schlager, Oper …)	Den Beginn eines Liedes ansagen oder auch vorsummen bzw. anspielen, Gruppe ergänzt; eines der Lieder kann auch fertig gesungen werden
Alltagskompetenz Was gehört zu einer Gruppe? Je zwei Bilder von eindeutigen Saiten- und Blasinstrumenten	Bilder zu den entsprechenden Kategorien ordnen lassen oder einzeln anbieten und einzeln entscheiden, wohin jedes Bild gelegt wird
Evtl. Kategorienkarten	Evtl. noch weitere Karten anbieten
5 Werte- und Gefühlsebene	
Dazugehörigkeit, Musik/Tanz als positives Gefühl, Kompetenz (eine schöne Stimme haben, ein Instrument spielen können)	Phase 1: Ist es schwer, ein Instrument zu lernen? Ist es wichtig, dass im Chor alle aufeinander Rücksicht nehmen? Hat Musik einen Einfluss im Leben? – Wenn man z. B. in einer Kapelle spielt, in einem Chor singt? Gehört man „dazu", wenn man gut singen kann? Phase 2: Ist es ein schönes Gefühl, gemeinsam zu singen? Ist es wichtig, dass jeder in der Familie ein Instrument spielt? Wie fühlt es sich an, gemeinsam zu musizieren? Was ist das Schönste daran? Kann Musik in eine fröhliche Stimmung versetzen?
6 Schlussphase	
Sprichwörter/Redewendungen ergänzen oder lesen Sprichwortkarten „Das kommt nur einmal, das gibt's nie wieder" Persönliche Verabschiedung Bedanken	Den ersten Teil eines Sprichwortes vorlesen und/oder zeigen – Wer mag, ergänzt Variante: Die Teilnehmer ziehen Sprichwortkarten und lesen vor 1–2 beliebte Lieder singen, evtl. mit Begleitung

Sprichwörter und Redewendungen

- Wo man singt, da lass dich ruhig nieder
- Böse Menschen haben keine Lieder
- Mit Musik geht alles besser
- Der Ton macht die Musik
- Ins gleiche Horn blasen
- Andere Saiten aufziehen
- Den Ton angeben
- Die erste Geige spielen
- Mit Pauken und Trompeten
- Jemandem den Marsch blasen

Sprichwörter und
Redewendungen zum Thema
„Freizeit: Musik/Tanz, Vereine/
Theater"

■ ■ **Ideen für weitere Stundeneinheiten**

■ **Theater/Kino**

Erinnerungsanker:
- Theaterkarten
- Kinokarten
- Kinoplakate
- Programmhefte, Süßigkeiten, Getränke

Biografische Fragen:
- Sind Sie öfters ins Theater/Kino gegangen?
- War es sehr teuer?
- Sind Sie alleine oder gemeinsam gegangen?
- Haben Sie einen Lieblingsschauspieler?
- Gab es im Kino etwas zu kaufen? (Getränke/Süßigkeiten?)
- Was haben Sie für das Theater angezogen?
- Ging man vor dem Theaterbesuch noch etwas trinken oder essen?
- Haben Sie die Theaterkarten/Kinokarten oder Programmhefte als Erinnerung aufgehoben?
- Gab es schon Tonvorführungen, oder sahen Sie noch Stummfilme?
- Wurden diese von Musik begleitet?

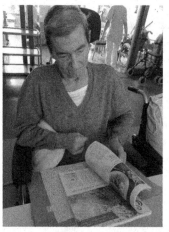

Förderung der Ressourcen/Wissen abrufen:
- Was kann man alles im Theater sehen?
  - Sitzreihen
  - Logen
  - Schauspieler
  - Bühne
  - Beleuchtung
  - Schön angezogene Menschen
  - Kartenabreißer

■ **Abb. 5.32**   Herr B. äußert sich
selten, blättert aber gerne in bunten
Zeitungen

Weitere Ideen zum Thema
„Freizeit: Musik/Tanz, Vereine/
Theater"

Wenn es für die Teilnehmer schwierig ist, die richtigen Wörter zu finden, so können die Begriffe auch umschrieben werden, z. B.: „Wie heißen die Leute, die auf der Bühne spielen?".

5.16   Freizeit: Steckenpferde

Stundenthema „Freizeit:
Steckenpferde"

Obwohl unsere Teilnehmenden erzählen, dass freie Stunden ehr rar gewesen sind und Freizeitkultur im heutigen Sinn nicht existiert hat, so sind doch (auch abhängig vom Bildungsgrad) Lesen, Sammeln, Gesellschaftsspiele etc. wichtige Bestandteile des Zeitvertreibs in den Erholungsphasen (■ Abb. 5.32).

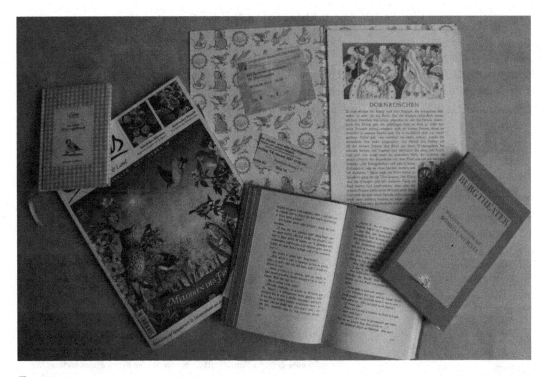

⊙ Abb. 5.33 Lesefutter

Materialvorschläge

Lesematerial je nach Interesse der Teilnehmenden
(⊙ Abb. 5.33):

- Tageszeitungen, Illustrierte, Romanhefte
- Heimatromane u.a.
- Märchenbücher (für diejenigen, die Lesen ausschließlich mit Schule verbinden) – in verschiedenen Größen, verschieden schwer
- Kartenspiele; Schachfiguren und -brett
- Briefmarkensammlung
- Utensilien aus den individuellen Freizeitaktivitäten der Teilnehmenden

Die Einheit kann mit Anregungen aus den ▶ Themen „Natur: Wald", „Freizeit: Wandern", „Tiere" und „Musik" kombiniert werden.

5.16.1 **Ablaufplan für die Gruppenstunde – Schwerpunkt „Lesen"**

Ablaufplan für die
Gruppenstunde „Freizeit:
Steckenpferde" –
Schwerpunkt „Lesen"

Der folgende Ablaufplan (❑ Tab. 5.17) begleitet Sie durch die Gruppenstunde. Er erläutert die einzelnen Phasen und die Präsentation der einzelnen Utensilien.

❑ **Tab. 5.17** Ablaufplan für die Gruppenstunde „Freizeit: Steckenpferde" – Schwerpunkt „Lesen"

Inhalt/Ablauf	Durchführung
1 Anfangsphase	
Persönliche Begrüßung	Lesen Sie gerne? Zum Beispiel einen Kriminalroman
Aufwecker: Schlager oder Volkslied, je nach Teilnehmergruppe, z. B. „Ohne Krimi geht die Mimi nie ins Bett"	Mitsingen, mitschunkeln (sich auch dabei die Hände reichen)
2 Erinnerungsanker	
Zeitung	Was lesen/haben Sie gerne gelesen?
Illustrierte	Je nach Vorlieben wird der entsprechende Lesestoff zu Anschauen gereicht
Romanheft	
Buch	So eine Zeitung/Romanheft … oder lesen Sie lieber etwas anderes?
	Zeit zum Durchblättern lassen!
3 Biografische Fragen	
Ein großes/schweres Buch	Falls Bücher: Welche Inhalte? (Krimis, Heimat, Historisches … ?)
Ein dünnes/kleines Buch	Wo bekamen Sie die Bücher her? – Ausgeliehen, geschenkt …
	Waren Bücher früher teuer?
	Wann bekamen Sie Bücher geschenkt? Von wem?
	Können Sie sich noch an ein besonders Schönes erinnern?
	Bücher im Gewicht vergleichen lassen, durchblättern
	Zeit dafür geben
	Buchtitel lesen
	Gab es viele Bücher im Haushalt?
Zeitungen	Falls Zeitungen: Lasen Sie täglich/wöchentlich eine Zeitung?
	Wurde diese zugestellt oder musste sie geholt werden?
	Wer verkaufte Zeitungen? Der Tante-Emma-Laden? Oder gab einen Kiosk oder einen Zeitungsverkäufer?
	Welche Themen in der Zeitung interessieren Sie besonders? Lokalteil, Politik, Kultur, Todesanzeigen …
	Zeitung anbieten – zum Auseinanderfalten und/oder wieder zusammenlegen
	Wurde das Zeitungspapier dann weiter verwendet?
	War es üblich in Ihrer Familie, die Zeitung zu lesen?
	Wer vor allem?

◘ **Tab. 5.17** Fortsetzung

Inhalt/Ablauf	Durchführung
4 Förderung der Ressourcen	
Wortschatz	Welche Tageszeitungen/Illustrierte kennen Sie? (eher für Phase 1)
Wissen abrufen	Welche Geschichten werden in Büchern/Romanheften erzählt?
Märchenbuch	Sich je nach Reaktion der Teilnehmer auf ein bekanntes Märchen
Wortfindung	einlassen; diese gemeinsam nachvollziehen oder Ausschnitte vorlesen
	Den ersten Teil eines Buch-/Märchentitels nennen (evtl. wiederholen) – Wer möchte, ergänzt
Märchensprüche	Sprüche ergänzen, miteinander aufsagen
5 Werte- und Gefühlsebene	
Wissen, Besitz aber auch Wohlfühlen	Phase 1:
	Sind Bücher etwas Wichtiges im Leben?
	Sind Bücher wertvoll?
	Ist Lesen ein angenehmer/schöner Zeitvertreib?
	Bildet Lesen?
	Was gewinnt man beim Lesen?
	Phase 2:
	Sind Bücher etwas Wertvolles?
	Muss man auf Bücher gut aufpassen?
	Ist es ein schönes Gefühl, ein Buch in der Hand zu haben?
6 Schlussphase	
„Hänsel und Gretel"	Singen evtl. mit Begleitung oder eine kurze Geschichte vorlesen
Persönliche Verabschiedung	
Bedanken	

Märchensprüche
- Die guten ins Töpfchen, die schlechten ins Kröpfchen (Aschenputtel)
- Ach wie gut, dass niemand weiß, dass ich Rumpelstilzchen heiß
- Heute back ich, morgen brau ich, übermorgen hol ich der Frau Königin ihr Kind (Rumpelstilzchen)
- Spieglein, Spieglein an der Wand – wer ist die schönste im ganzen Land? (Schneewittchen)
- Ich sprang nur über Gräbelein und fand kein einzig Blättelein …

Märchensprüche und
Märchen für das Thema
„Freizeit: Steckenpferde"

> **Märchen (Auswahl)**
> - Hänsel und Gretel
> - Schneewittchen und die sieben Zwerge
> - Froschkönig
> - Aschenputtel
> - Rumpelstilzchen
> - Frau Holle
> - Dornröschen
> - Der gestiefelte Kater
> - Rotkäppchen und der böse Wolf

5.17   Freizeit: Verreisen

Stundenthema „Freizeit:
Verreisen"

Regelmäßige Reisen waren in der Kindheit unserer Teilnehmenden eher die Ausnahme. Die meisten Menschen hatten entweder keine Zeit oder kein Geld. In der Kindheit unserer Heimbewohner war der Besuch bei Verwandten, z. B. auf der Alm, die einzige Möglichkeit, einmal etwas anderes zu sehen. Später fuhr man eventuell für ein paar Tage zu Angehörigen oder Bekannten, oder man machte eine Wallfahrt. Gruppenreisen – z. B. per Bus – waren auch eine beliebte Möglichkeit, sich andere Orte, Städte und Länder anzuschauen (◘ Abb. 5.34).

> **Praxistipp**
>
> Da das Thema „Verreisen" ein sehr großes und weitläufiges Gebiet ist, empfiehlt es sich, einen Aspekt des Reisens herauszunehmen. Etwa die Frage, was man alles mitnimmt, wenn man auf Reisen geht. Oder die Suche nach bestimmten Reisezielen etc. Weitere Themen sind am Ende der Stunde vermerkt.

> **Materialvorschläge**
> - Ansichtskarten
> - Abbildungen von Reisezielen
> - Zugkarten, Busfahrscheine, Pass

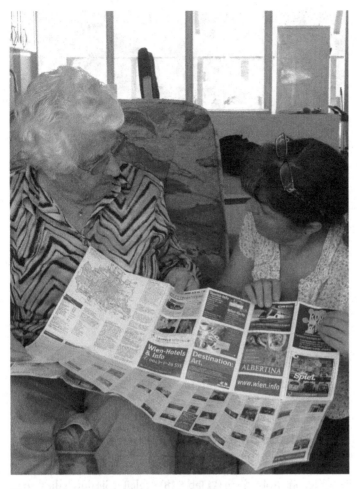

○ **Abb. 5.34**   „In Wien bin ich auch einmal gewesen."

- Koffer, Reisetasche, Rucksack
- Stadtplan, Landkarte, Reiseführer, Prospekte
- Steine, Muscheln, Naturmaterial (○ Abb. 5.35)
- Mögliche Souvenirs und Produkte bekannter Urlaubsziele
- Dinge, die man in den Koffer einpacken muss für die Reise (Kleidung, Badesachen, Waschutensilien, Handtuch, Kopfbedeckung, Unterwäsche, Buch)

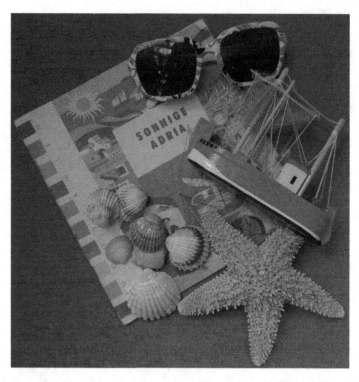

⬛ **Abb. 5.35**   Ab in den Süden

5.17.1 Ablaufplan für die Gruppenstunde

Ablaufplan für die
Gruppenstunde zum Thema
„Freizeit: Verreisen"

Der folgende Ablaufplan (⬛ Tab. 5.18) begleitet Sie durch die Gruppenstunde. Er erläutert die einzelnen Phasen und die Präsentation der einzelnen Utensilien.

⬛ **Tab. 5.18** Ablaufplan für die Gruppenstunde zum Thema „Freizeit: Verreisen"

Inhalt/Ablauf	Durchführung
1 Anfangsphase	
Persönliche Begrüßung	Bewegung im Sitzen nach Marschmusik
Aufwecker: Lied „Wozu ist die Straße da"	Haben Sie Lust auf eine Reise?
	Mitsingen und/oder mitmarschieren
2 Erinnerungsanker	

■ **Tab. 5.18** Fortsetzung

Inhalt/Ablauf	Durchführung
Koffer mit 2–3 Utensilien als Inhalt (z. B. Handtuch, Badeanzug, Zahnbürste)	Koffer wird einem Teilnehmenden gereicht?
	Ist der Koffer schwer oder leicht?
	Wer mag, kann den Koffer heben.
	Ein oder zwei Teilnehmer öffnen den Koffer und beginnen auszupacken, die Utensilien werden herumgereicht, das Badetuch z. B. auseinandergefaltet, um die Größe festzustellen
	Der Badeanzug – würde er den Teilnehmenden gefallen?
3 Biografische Fragen	
	Sind Sie schon einmal mit so einem Koffer verreist, oder haben Sie Ihre Utensilien in einem Rucksack/Reisetasche verstaut?
	Sind Sie alleine oder gemeinsam mit anderen verreist?
	Waren Sie auf Sommerfrische in den Bergen/auf der Alm?
	Verreisten Sie im Sommer oder im Winter?
	Besuchten Sie Verwandte/Freunde?
Ansichtskarten zur Auswahl	Welche der Ansichtskarten würden Sie gerne verschicken? (max. 2 zur Auswahl)
	Waren Sie auch am Meer/am Strand?
	Was gefiel Ihnen am besten?
Bilder oder Modelle von Schiff, Bahn etc.	Wie sind Sie dorthin gekommen? (Mit dem Fahrrad, mit der Bahn, dem Autobus, dem Auto, dem Flugzeug, dem Schiff?)
4 Förderung der Ressourcen	
Alltagskompetenz	Was braucht man noch zum Verreisen? (Je nachdem, wohin!)
Buch, Brille, Zeitschrift, Wecker, Landkarte, Pass	Was könnte man als Reisegepäck verwenden, außer einem Koffer? (Vorschläge anbieten)
Bildkarten zur Auswahl	Wozu braucht man diese Gegenstände?
Ordnen	Oder:
	Braucht man diese Gegenstände zum Verreisen?
	Sortieren nach Bade-/Wanderurlaub.
Wortschatz/Wissen	Was kann man im Urlaub an einem See, am Meer unternehmen?
Bilder zur Auswahl: Bilder von Gewässern, Bilder von Bergen	Was kann man in den Bergen alles sehen?
Steine, Muscheln, Naturmaterial	Evtl. mit Bewegungen unterstützen
	Wenn jemand erzählt, er habe Urlaub auf der Alm oder bei Bekannten am Bauernhof gemacht, kann man auch fragen, ob sie mithelfen mussten/durften? Welche Arbeiten mussten erledigt werden? Was hat ihnen am meisten Spaß gemacht?

◘ **Tab. 5.18**   Fortsetzung

Inhalt/Ablauf	Durchführung
5 Werte- und Gefühlsebene	
Wohlfühlen, Freizeit, soziale Beziehungen	Phase 1:
	Ist es wichtig, auch einmal auszuspannen (in anderer Umgebung)?
	Was ist das Besondere an einem Aufenthalt in den Bergen/am Wasser/am Meer?
	Ist es etwas Besonderes, wegzufahren?
	Was lernt man auf einer Reise?
	Phase 2:
	Wie ist es, von zu Hause wegzufahren, aber auch wiederzukommen?
	Wie fühlen Sie sich, wenn Sie in neuer Umgebung sind?
	Ist es lustiger, gemeinsam mit anderen zu verreisen?
	Fühlt man sich sicherer, wenn man mit Freunden/mit der Familie verreist.
	Wie geht es Ihnen, wenn Sie neue Menschen kennenlernen?
6 Schlussphase	
Lieder, die sich aufs Verreisen beziehen, z. B. „Muss i denn … ?"	1–2 Lieder anspielen – Warten, ob die Teilnehmer spontan weitersingen; eines davon wird gemeinsam gesungen
Aufräumen	Zusammen mit den Teilnehmenden die Utensilien in den Koffer räumen, nochmals benennen
Persönliche Verabschiedung	
Bedanken	

Liedervorschläge zum Thema „Freizeit: Verreisen"

Liedervorschläge zum Thema „Verreisen"

- Caprifischer
- O mia bella Napoli
- Komm ein bisschen mit nach Italien
- Wohl ist die Welt so groß und weit
- Auf der Schwäbschen Eisenbahne
- Zwei kleine Italiener
- Junge komm bald wieder
- Im Frühtau zu Berge
- Hänschen klein
- Das Wandern ist des Müllers Lust
- Muss i denn, muss i denn zum Städtle hinaus
- Schön ist die Welt
- Hoch auf dem gelben Wagen
- War einst ein kleines Segelschiffchen
- Jetzt kommen die lustigen Tage
- Eine Reise ins Glück
- Weiße Rosen aus Athen
- Tulpen aus Amsterdam

■ ■ **Weitere Einheiten zu folgenden Themen**

■ **Reisen in andere Länder/Städte**

Erinnerungsanker:
- Bildkarten mit andern Ländern oder Städten, Souvenirs

Biografische Fragen:
- Waren Sie schon einmal in einem anderen Land/in einer
  anderen Stadt?
- Wie sind Sie dort hingekommen?
- Waren Sie alleine/mit ihrer Familie/mit einer Reisegruppe?
- Was haben Sie dort gesehen?
- Besuchten Sie Verwandte/Bekannte, Freunde?
- Gab es dort etwas, was es zu Hause nicht gibt?
- Waren Sie am Meer?
- Wer fuhr schon auf der Donau?
- Besuchten Sie mal das Oktoberfest in München?

Stärkung der Ressourcen:
- Was braucht man, wenn man ans Meer fährt?

■ **Fortbewegungsmittel – wie kann man reisen?**

Erinnerungsanker:
- Bildkarten mit verschiedenen Fortbewegungsmitteln,
  Fahrkarten, Miniaturen/Symbole (Auto, Eisenbahn etc.)

Biografische Fragen:
- Wie sind Sie in den Urlaub gefahren?
- Sind Sie schon einmal geflogen?
- War es aufregend? Erholsam? Anstrengend?
- Wer versorgte in der Zeit Ihre Blumen? Tiere?

Stärkung der Ressourcen:
- Kimspiele mit den angebotenen Gegenständen

Weitere Ideen zum Thema
„Freizeit: Verreisen"

5.18   Mein erstes Fahrrad

Das erste eigene Fahrrad ist für viele Personen ein unvergessliches
Erlebnis geblieben, ungefähr zu vergleichen mit dem ersten Auto
oder dem ersten Kuss im Leben. Es öffnete die „große weite Welt",
der Horizont weitete sich und befriedigte den Bewegungsdrang.
Viele mussten nicht mehr den evtl. weiten, zeitaufwändigen Weg zur
Schule, Lehrstelle oder Arbeit zu Fuß gehen. Besitzerstolz, das Gefühl
der Unabhängigkeit und Freiheit lösten manchmal Euphorie aus.

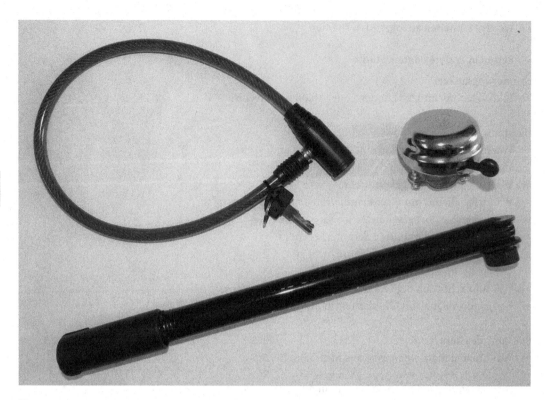

◨ **Abb. 5.36**   Schloss, Klingel und Pumpe – alles da?

In welche Richtung die Stunde verläuft, ist abhängig von den Teilnehmern: Viele erzählen gern von ihrem ersten Fahrrad, das meistens gebraucht war (◨ Abb. 5.36). Andere berichten davon, wie sie das Fahrradfahren gelernt haben, oder sie erinnern sich an die ersten selbst geplanten Ausflüge oder Urlaube mit der Familie oder Freunden in die nähere Umgebung, die man sich für wenig Geld leisten konnte.

Mögliche Utensilien
- Klingel
- Lampe
- Katzenauge
- Luftpumpe
- Werkzeugtasche mit Inhalt (z.B. Fahrradschlüssel, Schmirgelpapier, Flickzeug, Ventil)
- Lenker
- Sattel
- Dynamo
- Fahrradnetz
- Fahrradschlauch

- Hosenklammer
- Kappe
- Evtl. steht ein ganzes Fahrrad zur Verfügung

5.18.1 Ablaufplan für die Gruppenstunde

Der folgende Ablaufplan (■ Tab. 5.19) begleitet Sie durch die Gruppenstunde. Er erläutert die einzelnen Phasen und die Präsentation der einzelnen Utensilien.

■ **Tab. 5.19** Ablaufplan für die Gruppenstunde mit dem Thema „Mein erstes Fahrrad"

Inhalt/Ablauf	Durchführung
1 Anfangsphase	
Persönliche Begrüßung	Vorschlagen, gemeinsam zu radeln
Aufwecker:	Radfahren mit den Beinen im Sitzen, zuhören
„Ja, mir san mit'm Radl da"	Sind Sie gerne mit dem Rad gefahren?
2 Erinnerungsanker	
Fahrradklingel anbieten, reihum gehen lassen	Klingel wird angeboten und herumgereicht, die Teilnehmer können klingeln, den Deckel abschrauben – Zeit lassen, die Teilnehmer selbstständig agieren lassen
	Hatten Sie auch eine Klingel an Ihrem Fahrrad?
3 Biografische Fragen	
Evtl. Bild oder Teile eines Fahrrades	Besaßen Sie ein eigenes Fahrrad?
	Wann bekamen Sie es?
Luftpumpe anbieten	Wie sah es aus? – So oder hatte es eine andere Farbe?
Reparaturset anbieten und ausräumen	Wie lernten Sie das Fahrradfahren?
	Wohin fuhren Sie?
	Fuhren Sie damit zur Schule/Lehrstelle/Arbeit?
	Sind Sie gern Fahrrad gefahren?
	Fuhren Sie mit Ihren Freundinnen/Freunden/Familie gemeinsam in die Umgebung?
	Gab es manchmal Plattfuß?
	Wer reparierte das Fahrrad?
	Konnten auch Mädchen/Frauen einen Fahrradschlauch flicken?
	Pflegten Sie Ihr Fahrrad regelmäßig? (wie und womit?)
	Sind Sie auch mal gestürzt?
	Machten Sie auch längere Fahrradtouren?
	Wohin?
	Wer fuhr mit? –
	Bei eingeschränkter Wortfindung Alternativen anbieten: Eine Freundin oder Geschwister?

⬛ Tab. 5.19   Fortsetzung

Inhalt/Ablauf	Durchführung
	War es anstrengend? Erholsam? Aufregend?
	Planten Sie allein die Tour?
	Hatten Sie eine Landkarte?
4 Förderung der Ressourcen	
Alltagskompetenz/Wortfindung	Welche Gegenstände befinden sich in einer Werkzeugtasche?
Wissenabrufen/Abfolgen erkennen	Wie flickt man einen Fahrradschlauch?
	In welcher Reihenfolge – sichtbar herstellen durch Reihen der Utensilien.
Evtl. Teile aus dem Reparaturset bzw.	Schritte auch auf Karten notieren.
Fahrradschlauch anbieten,	Mit der Pumpe hantieren lassen (⬛ Abb. 5.37)
Luftpumpe	Phase 2: Einzelne Utensilien anbieten und mit der Gruppe abstimmen, ob man z.B. den Kleber oder den Flicken für die Reparatur braucht
Wortfindung/Wissen abrufen	Was nehmen wir auf einen Radausflug mit?
Rucksack mit Wasserflasche, Apfel, Taschenmesser …	Inhalte ausräumen – was fehlt noch?
Wortschatz	Wohin könnte man mit dem Fahrrad fahren?
Ziele aus Berufsalltag und Freizeit	Wir besteigen unser Fahrrad und fahren …
Sprachkompetenz-Kreativität	Wege/Touren in Geschichtenform unter Beteiligung der Teilnehmenden gestalten
5 Werte- und Gefühlsebene	
Selbstständigkeit, Eigenverantwortung	Phase1:
Erwachsen sein	Ist es wichtig unabhängig zu sein? (mobil zu sein), allein zur Schule, Arbeit zu gelangen?
Aufgaben übernehmen	Ist es nicht auch eine große Verantwortung sich mit einem Fahrrad auf der Straße zu bewegen?
Unabhängigkeit, Freiheit	Welche Eigenschaften hat ein guter Radfahrer/Verkehrsteilnehmer?
	Phase 2:
	Wie haben Sie sich gefühlt, als Sie das erste Mal mit dem eigenen Rad unterwegs waren?
	War es ein Gefühl von Freiheit?
6 Schlussphase	
Sich entspannen	Von der Fahrt „zurückkommen"
Sprichwörter (max. 3) zum Ergänzen anbieten	Gruppenleiterin sagt den ersten Teil, die Teilnehmer ergänzen
	Beide Teile zueinanderlegen
Geteilte Karten	Dann wird besprochen, ob denn das Sprichwort so stimmt
„Muss i denn, muss i denn zum Städele hinaus"	Gemeinsam singen, evtl. mit großen Taschentüchern winken
Wahrnehmung/Kosten	Apfel teilen, Butterbrot aufschneiden – gemeinsam essen
Persönliche Verabschiedung	
Bedanken	

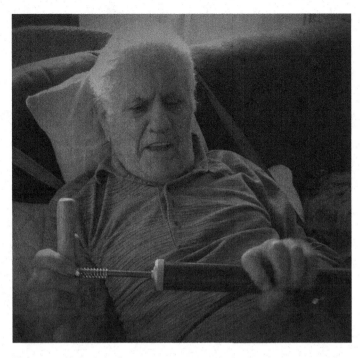

Abb. 5.37   So geht das!

Liedervorschläge zum Thema „Mein erstes Fahrrad"
- Ja, mir san mit 'm Radl da
- Ich fahre gerne Rad
- Über den Wolken
- Jetzt kommen die lustigen Tage
- Schön ist die Welt
- Junge, komm bald wieder
- Muss i denn, muss i denn zum Städele hinaus

Liedervorschläge zum Thema
„Mein erstes Fahrrad"

Vorschläge für Sprichwörter und Redewendungen
- Das Rad der Zeit zurückdrehen
- Das Rad neu erfinden,
- 5. Rad am Wagen sein
- Ein Rad abhaben
- Am Rad drehen
- Ein großes Rad drehen
- Unter die Räder kommen
- Das Rad neu erfinden
- Bloß ein Rad im Getriebe sein

Vorschläge für Sprichwörter und
Redewendungen zum Thema
„Mein erstes Fahrrad"

■ ■ **Weitere Ideen**

■ **Bahnfahrt**

Erinnerungsanker:
- Geräusche, Bilder vom Bahnhof, Zug
- Fahrkarten
- Pass
- Fahrdienstleiterkappe, Befehlsstab (Signal des Fahrdienstleiters) … auch aus dem Spielwarenhandel
- Zugmodelle
- Reisegepäck …

Biografische Fragen:
- Können Sie sich an Ihre erste Zugfahrt erinnern?
- Was gefiel Ihnen dabei am besten?
- Wer begleitete Sie?
- Wohin fuhren Sie?
- Benutzten Sie den Zug regelmäßig, z.B. zur Arbeit oder eher für Reisen in den Ferien?

Stärkung der Ressourcen:
- Verschiedene Züge aufzählen (Regionalzug, Schnellzug …)
- Reiseziele
- Was sollte man auf eine Bahnreise mitnehmen?

■ **Das erste Auto**

(Vor allem für männliche Teilnehmende stellt der Autoschlüssel, auch wenn sie das Fahrzeug nicht mehr benutzen können, ein Symbol für Unabhängigkeit und Männlichkeit dar; das gilt vor allem für die Jahrgänge, in denen es noch unüblich war, dass Frauen den Führerschein machten)
Erinnerungsanker:
- Fotos/Reklame (auch von heutigen) Autos
- Führerschein, Autopapiere
- Lenkrad
- Autoschlüssel
- Wagenheber
- Abschleppseil
- Geräusche (Motor, Hupe, Verkehr)

Biografische Fragen:
- Wann fuhren Sie das erste Mal mit einem Auto?
- Wie gefiel Ihnen diese Art der Fortbewegung?
- Besaßen Sie auch ein eigenes? – Marke? Aussehen? Farbe?

- Bei eingeschränkter Wortfindung – Alternativen anbieten – auswählen lassen
- Wo lernten Sie Auto fahren? Fahrschule, Vater …
- Wer durfte in der Familie den Führerschein machen?
- Fuhren Sie mit dem Auto zur Arbeit oder benutzten Sie es nur in der Freizeit?
- Fuhren Sie in den Urlaub? – Bevorzugtes Urlaubsziel?
- Waren Sie allein oder mit der Familie unterwegs?
- Waren Sie eher ein vorsichtiger Fahrer oder eher ein rasanter?
- Hatten Sie auch Pannen?
- Teilnehmende, die einen Unfall hatten, werden vermutlich auch davon erzählen.

Stärkung der Ressourcen:
- Autoteile sammeln/Spiegel/Lichter …
- Automarken sammeln (mit Bildern unterstützen)
- Verkehrsschilder (nur gängige) – nicht nur benennen, alternativ: Was mache ich, wenn ich ein Stoppschild sehe? – Mit Abbildungen und Lösungshinweisen auf Wortkarten

Werteebene:
- Phase 1: Was macht einen guten Autofahrer aus? Hat man als Lenker auch Verantwortung für die Mitfahrenden? Wie verhält sich ein verantwortungsvoller Lenker?
- Phase 2: Wie fühlt man sich beim Lenken eines Autos? Ist es ein schönes Gefühl, unabhängig zu sein, seine Zeit und Fahrtroute selbst bestimmen zu können?

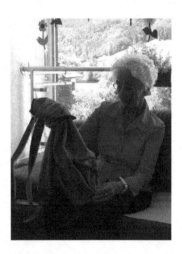

◼ Abb. 5.38 „So einen hatte ich nie!"

5.19 Freizeit: Wandern/Ausflüge

In den Jugendjahren spielten das gemeinsame Wandern und auch Wallfahrten eine wesentliche Rolle. Überdies wurde in der sogenannten Sommerfrische gewandert. Je nach Biografie der Gruppe kann auch das Thema „Bergsteigen" berührt werden (◼ Abb. 5.38; ▶ auch Abschn. 5.18).

Im beruflichen Umfeld sei an Arbeitsplatzwechsel, Schul-/Arbeitsweg, Handel, Walz erinnert; überhaupt wurden lange Strecken zu Fuß zurückgelegt. In welche Richtung die Stunde verläuft, bleibt den Erinnerungen der Teilnehmer überlassen: Wer beruflich zu Fuß unterwegs war, weil er vielleicht als Dienstbote gearbeitet und wiederholt den Dienstherrn gewechselt hat, wird davon erzählen. Wer sich mühevoll Nahrungsmittel durch „Hamstern" beim den Bauern ergattern musste, wird darauf eingehen.

Stundenthema „Freizeit: Wandern/Ausflüge"

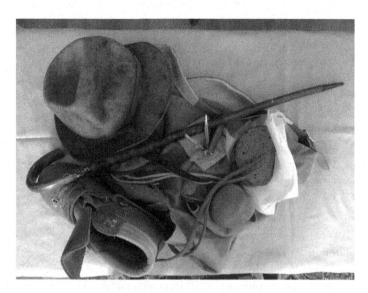

◨ **Abb. 5.39**   Gerüstet für die Wanderung

Mögliche Utensilien (◨ Abb. 5.39)
- Rucksack
- Wasserflasche, Thermosflasche
- Jause/Brotzeit, Proviantdose, Wasserflasche, Thermoskanne
- Wanderstab, Wanderabzeichen, Wandernadel
- Wanderschuhe, gestrickte Socken, Wanderhut, Regenschutz
- Taschentuch, Taschenmesser
- Bilder von Bergen und Wanderern
- Steine, Zweige u.Ä.

5.19.1 Ablaufplan für die Gruppenstunde

Ablaufplan für die Gruppenstunde zum Thema „Freizeit: Wandern/Ausflüge"

Der folgende Ablaufplan (◨ Tab. 5.20) begleitet Sie durch die Gruppenstunde. Er erläutert die einzelnen Phasen und die Präsentation der einzelnen Utensilien.

◼ **Tab. 5.20** Ablaufplan für die Gruppenstunde zum Thema „Freizeit: Wandern/Ausflüge"

Inhalt/Ablauf	Durchführung
1 Anfangsphase	
Persönliche Begrüßung	Vorschlagen, gemeinsam eine Wanderung zu machen
Aufwecker: „Im Frühtau zu Berge"	Mitmarschieren (im Sitzen), zuhören
2 Erinnerungsanker	
Rucksack	Ein Rucksack wird angeboten und herumgereicht, die Teilnehmer dürfen ihn betasten, die Schnallen öffnen (evtl. ein Taschentuch, ein Taschenmesser, die Wasserflasche verpacken), die Schnur aufziehen und wieder schließen, sich evtl. auch umschnallen – Zeit lassen, die Teilnehmer selbstständig agieren lassen
3 Biografische Fragen	
	Hatten Sie auch so einen (Rucksack) oder eine andere Tasche/Beutel?
	Sind Sie gerne gewandert?
	Hatten Sie oft Gelegenheit? Oder beschränkte sich das Wandern auf den Sommer/Freizeit?
	Mit wem? – Familie, Freunde
	Mussten Sie zuerst mit der Eisenbahn etc. fahren, oder waren gleich in der Umgebung Gelegenheiten?
	Was hat Ihnen denn am besten gefallen?
	Gab es auch unangenehme Erlebnisse? (Gewitter …)
Abrufen unterstützen durch Utensilien oder Alternativen	Wie hat Ihre Ausrüstung ausgeschaut?
	Mussten Sie auch beruflich zu Fuß unterwegs sein?
	Wie waren Sie da ausgerüstet, was hatten Sie mit?
	Mussten Sie aufs Land hamstern gehen?
	Wer hat Sie begleitet?
	Wohin sind Sie gegangen, um Eier etc. zu bekommen?
4 Förderung der Ressourcen	
Alltagskompetenz/Wortfindung	Was müssen wir noch in den Rucksack einpacken?
Jause, Regenschutz …	Was ziehen wir an?
Socken, Schuhe …	Weitere Utensilien (eins nach dem anderen) können präsentiert werden – die Teilnehmer wählen aus, was sie für wichtig erachten
Ordnen	
Wissen abrufen/Ordnen	Es können auch Utensilien angeboten werden, die nicht in den Rucksack gehören (z. B. ein Kochlöffel)
Brot/Butterdose/Messer	
Bergbilder	Was fehlt noch? (Pflaster, Kompass …)
	Wie schaut eine ordentliche Brotzeit/Jause aus?
	Wo kann man wandern, welche Berge/Wandergebiete fallen Ihnen ein? – Nur wenn die Bilder tatsächlich einen allseits bekannten „Hausberg" zeigen, ist die Frage nach dem Namen zulässig, sonst sollte man den Namen der Bilder nennen

■ **Tab. 5.20**   Fortsetzung

Inhalt/Ablauf	Durchführung
5 Werte- und Gefühlsebene	
Gemeinschaft, Freizeit, angenehme Tätigkeit, Wissen, Erfahrung Bewegung, die Natur erleben	Phase 1: Ist es wichtig, dass man sich auf seinen Bergkameraden verlassen kann? Ist es schön, in der Natur/in den Bergen unterwegs zu sein? Braucht man Erfahrung, um in den Bergen unterwegs zu sein? Ist es wichtig, seinen Kindern die Natur zu zeigen? Phase 2: Was macht einen guten Bergkameraden aus? Ist ein schönes/gutes Gefühl, in den Bergen/der Natur unterwegs zu sein? Kann man auch Angst bekommen, allein in den Bergen/in der Natur oder ist dieses Alleinsein besonders schön/erholsam? Kann man beim Wandern den Alltag vergessen?
6 Schlussphase	
Aufräumen „Mein Vater war ein Wandersmann" Persönliche Verabschiedung Bedanken	Zusammen mit den Teilnehmenden die Utensilien in den Rucksack räumen, nochmals benennen Die Brotzeit zubereiten und miteinander essen oder ein Schnaps oder einen Schluck Wasser trinken Ein Schlusslied singen

■■ **Ideen für weitere Einheiten einer Gruppenstunde**

— Was hatte man an?
— Was wurde gegessen?
— Spiele/Sport im Freien (Ball/Federball)

(Vertiefung des Themas in Richtung „Wald": ▶ Abschn. 5.23)

■ **Ausflug/Picknick**

Erinnerungsanker:
— Tischdecke
— Picknickkorb oder Rucksack mit Inhalt
— Thermoskanne
— Blumenstrauß

Biografische Fragen zum Picknick:
— War es ein Familienausflug?
— Wurde das gleiche Ausflugsziel wieder gewählt? (Strand/Waldrand/Wiese)
— Mit Auto/Eisenbahn oder/und zu Fuß?
— Was wurde noch unternommen? (Baden, Blumen pflücken)

Stärkung der Ressourcen:
- Was hat man an?
- Was kann man als Proviant mitnehmen?
- Spiele/Sport im Freien? (Ball/Federball)

■ **Badeausflug (je nach Zielgruppe, in manchen ländlichen Gebieten war das gar nicht üblich!)**

Erinnerungsanker:
- Korb
- Handtuch
- Badekappe
- Badeanzug
- Bilder vom Strand/vom Meer
- Muscheln
- Kleiner Sonnenschirm
- Bild/Modell von einem Strandkorb
- Sonnenhut
- Sonnenbrille
- Wasserball

Biografische Fragen:
- Gingen Sie gerne an ein Wasser?
- Haben Sie auch gebadet?
- Haben Sie Schwimmen gelernt?
- Wohin ging es: An einen See, an einen Fluss, ans Meer?
- Wer fuhr mit?
- Bekamen Sie manchmal auch einen Sonnenbrand?
- Wurde geangelt?

Stärkung der Ressourcen:
- Wir packen einen Badekorb – was brauchen wir?
- Unter die Badesachen ein paar Handschuhe verstecken – den Ausreißer suchen!
- Auseinandersortieren von Badesachen und Winterkleidung
- Bekannte Ferienorte sammeln

Werteebene:
- Familie/soziale Beziehungen
- Mutter/Vater sein

■ **Sommerfrische/Reise (in Kombination mit Baden oder/ und Wandern)**

Erinnerungsanker:
- Bilder/symbolische Gegenstände für bestimmte Länder von … (je nach Zielgruppe)

- Reiseprospekte
- Landkarten
- Koffer
- Bade/Sommerkleidung
- Zahnbürste, Zahnpasta
- Kamm, Bürste
- Taschentücher

Stärkung der Ressourcen:
- Was brauchen wir für eine Reise in den Süden/in eine Stadt/in die Berge? (Evtl. Alternativfragen bzw. Ja/Nein-Fragen stellen: Brauchen wir für die Städtefahrt einen Badeanzug?)
- Koffer gemeinsam einräumen, Kleider zusammenlegen

Werteebene:

Weitere Ideen zum Thema „Freizeit: Wandern/Ausflüge"

- Familie/soziale Beziehungen
- 'Mutter/Vater sein
- Sehnsüchte/Träume: Wo wären Sie gerne hingefahren, wenn Sie sich etwas wünschen dürfen?

5.20   Freizeit: Feste/Brauchtum

Stundenthema „Freizeit: Feste/ Brauchtum"

Ereignisse wie Jahrmärkte, Feuerwehrfeste, Kirmes usw. stellten oft die einzigen Abwechslung im Arbeitsjahr dar und waren ganz besondere Ereignisse für die ganze Familie.

Zu beachten sind auch Feierlichkeiten bzw. Vergnügungsmöglichkeiten, die regionsspezifisch sind, z. B. der Wiener Prater, das Münchner Oktoberfest oder das Schützenfest in Hannover (◘ Abb. 5.40).

> **Praxistipp**
>
> Um die entsprechenden Utensilien zu erwerben bzw. um die zeitliche Orientierung zu stärken, findet die Einheit unmittelbar nach oder vor der tatsächlichen Kirmes am Dorf oder dem entsprechenden Jahrmarkt in der Stadt stattfinden. Eventuell können die Teilnehmenden die Veranstaltung auch besuchen.

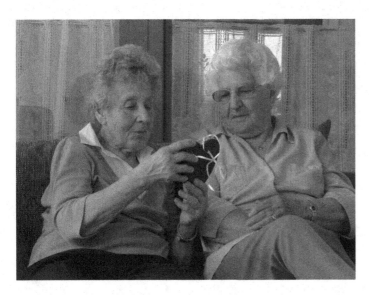

☐ **Abb. 5.40**   „Was steht denn da geschrieben?"

Mögliche Utensilien (☐ Abb. 5.41)
- Lebkuchenherzen
- Bierkrug
- Luftballons
- Teile oder Bilder regionaler Trachten
- Brezeln
- Schaumrollen
- Türkischer Honig
- Kinderspielzeug
- Karussell (als Bild, als Miniatur, als Spieluhr)
- Bilder von anderen Fahrgeschäften, Geisterbahn, Schiffsschaukel, Plastikblumen (Schießbude)
- Dosen zum Dosenwerfen
- Evtl. Lose (mit denen die Teilnehmer eine Kleinigkeit gewinnen können)

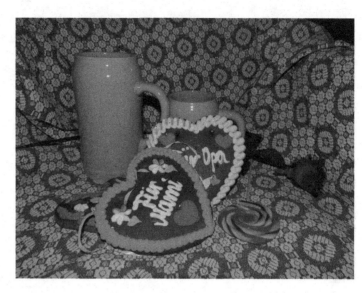

Abb. 5.41   Süße Mitbringsel

5.20.1 Ablaufplan für die Gruppenstunde

Ablaufplan für die Gruppenstunde „Freizeit: Feste/Brauchtum"

Der folgende Ablaufplan (■ Tab. 5.21) begleitet Sie durch die Gruppenstunde. Er erläutert die einzelnen Phasen und die Präsentation der einzelnen Utensilien.

Tab. 5.21   Ablaufplan für die Gruppenstunde „Freizeit: Feste/Brauchtum"

Inhalt/Ablauf einer Einheit	Durchführung
1 Anfangsphase	
Persönliche Begrüßung Thema bekanntgeben	Zusammen auf die Kirmes gehen/auf den Jahrmarkt, sich evtl. auf ein aktuelles Ereignis beziehen
Aufwecker: Polka, Marsch, regionale Volksmusik	Regionale Blasmusik, Marsch, Polka zum Mitklatschen
2 Erinnerungsanker	
Luftballons, Lebkuchenherzen	Jeder Teilnehmer erhält einen Luftballon und kann nach Belieben mit ihm hantieren, dann können die Ballons mit Schnüren versehen und zusammengebunden werden
	Dann werden 1–2 Lebkuchenherzen in die Runde gegeben und die Sprüche darauf gelesen
3 Biografische Fragen	
	Haben Sie auch einmal oder öfter einen Jahrmarkt besucht?
	Was gefiel Ihnen am besten?
	War das etwas Besonderes, auf das schon sehnsüchtig gewartet haben?
	Was war das Schönste dabei?

⊡ **Tab. 5.21**   Fortsetzung

Inhalt/Ablauf einer Einheit	Durchführung
Alternativen vorgeben (in Wort/Bild oder als Gegenstand) Bilder	Gab es Dinge, die Sie gerne gekauft hätten? Mit wem besuchten Sie das Ereignis? Sind Sie auch Karussell oder Geisterbahn gefahren?
Ein Bierkrug/Weinglas	Was haben Sie gegessen, getrunken? Unterschied bei Männern/Frauen? Haben Sie z. B. Zuckerwatte bekommen? Haben Sie sich schon lange auf das Ereignis gefreut? Wie oft im Jahr besuchten Sie … ? (Wenn es ein fixer Vergnügungspark ist) Wer bezahlte den Besuch am Jahrmarkt? Gab es auch Musik? Blasmusik? – Haben Sie selbst auch mitgespielt? Oder ein Verwandter?
4 Förderung der Ressourcen	
Alltagskompetenz/Wortfindung Kostproben anbieten Bilder/Gegenstände vom entsprechenden Ereignis	Was kann man alles auf einem Jahrmarkt unternehmen? Was kann man essen oder trinken? Die Teilnehmer fertig essen lassen – dann erst fragen Was kann man kaufen? Welche Stände sind da zu sehen?
Evtl. zwei Bierkrüge mit unterschiedlichem Gewicht	Die Krüge vergleichen – in Größe und Gewicht
Miteinander etwas unternehmen, sich etwas leisten können, „Belohnung" für geleistete Arbeit, zu einem besonderen Anlass (Firmung, Erstkommunion) etwas Besonderes tun	Phase 1: Ist es für die Familie etwas Besonderes gemeinsam auf den Jahrmarkt zu gehen? Muss für den Jahrmarktsbesuch Geld gespart werden? Ist es etwas Besonderes, z. B. nach der Erstkommunion noch in den Prater eingeladen zu werden? Muss man vorher eine besondere Leistung erbracht haben? Phase 2: Wie ist das Gefühl beim Besuch eines Jahrmarkts? Ist der Besuch der Kirmes auch Belohnung für geleistete Arbeit? Ist ein Besuch am Jahrmarkt aufregend? Macht es mehr Spaß, wenn viele Leute gemeinsam auf die Kirmes gehen?
6 Schlussphase	
Dosen, ein Ball	Gemeinsam die Lebkuchen oder andere Süßigkeiten verzehren Dosen auf dem Tisch stellen und mit Softball „abschießen"
Beispielsweise „Wer soll das bezahlen?" Persönliche Verabschiedung Bedanken	Ein Schlusslied hören bzw. mitsingen und mitschunkeln

Liedervorschläge zum Thema
„Freizeit: Feste/Brauchtum"

Liedervorschläge
- Auf der Reeperbahn
- In München steht ein Hofbräuhaus
- Komm auf die Schaukel Luise
- Kornblumenblau
- Wir kommen alle, alle, alle in den Himmel
- Bummel Petrus

■ ■ **Weitere Einheiten zu folgenden Themen**

■ **Erntedankfest (▶ „Natur: Gemüse")**

Erinnerungsanker:
- Korb mit Äpfeln Birnen, Trauben, Gemüse (regionsspezifisch)
- Trachten (Bilder), Hüte
- Bunte Bänder
- Blumen
- Ein Bund Ähren

Biografische Fragen:
- War der Erntedank für Sie etwas Besonderes?
- Haben Sie aktiv daran teilgenommen – Wagen geschmückt?
- Wie wurden die Wagen hergerichtet?
- Was war das Schönste am Fest – was hat Ihnen am besten gefallen?
- Was wurde getrunken – Bier oder Wein?
- Was gab es für die Kinder?

Werte- und Gefühlsebene:
- Ist es wichtig, für eine gute Ernte zu danken?
- Wie ist es, wenn die Ernte schlecht ausgefallen ist oder gar vernichtet wurde?

Förderung von Ressourcen:
- ▶ Thema „Natur: Obst" (Abschn. 5.10) bzw. ▶ „Natur: Gemüse" (Abschn. 5.11)

■ **Kasperl/Marionettentheater**

Erinnerungsanker:
- Handpuppen, Marionetten

Biografische Fragen:

- Konnten Sie regelmäßig ein Kasperletheater/eine Märchenbühne o.Ä. besuchen?
- Welche Figur hatten Sie am liebsten?
- Haben Sie sich auch gefürchtet?
- Wer hat Sie begleitet?
- Worum ging es in den Stücken?
- Wo fand die Aufführung statt?
- War der Eintritt teuer?

Förderung von Ressourcen:

- Kennen Sie noch andere Märchen?
- Welche Märchenfiguren kennen Sie?
- Sprüche aus Märchen ergänzen

Märchensprüche sind beim Thema ▶ „Freizeit: Steckenpferde" aufgelistet.

Weitere Ideen zum Thema „Freizeit: Feste/Brauchtum"

5.21   Feste: Ostern

Feste im Jahreskreis bzw. religiöse Feste waren und sind wichtige Bestandteile im Leben der Menschen. Sie brachten Abwechslung zum Alltag und waren geprägt von bestimmten Ritualen und Abläufen. Auch hatte das Thema „Essen" an diesen Tagen oft eine sehr zentrale Bedeutung. Entweder gab es besondere Speisen, die es sonst selten bzw. nie gab, oder/und es wurde vorher gefastet.

Stundenthema „Feste: Ostern"

Materialvorschläge

- Körbchen mit verschiedenen Eiern (Schokolade, harte Eier, Plastikeier, Eier aus Styropor)
- Bemalte Eier
- Palmbuschen, Zweige, Bänder, Hobelscharten bzw. regionsspezifischer Schmuck (◘ Abb. 5.42)
- Ostergras, Osternest, verschiedene Hasen, Hühner (◘ Abb. 5.43)
- Kreuz, Bilder von Gottesdiensten und Feierlichkeiten
- Osterbrot

◻ **Abb. 5.42**   „Der gehört mir!"

Der Stundenablauf kann sich auch nur mit dem Brauchtum des Palmwochenendes oder der Karwoche beschäftigen. Anschließend können tatsächlich Palmbuschen gebunden oder Eier verziert bzw. ein Osterbaum geschmückt werden.

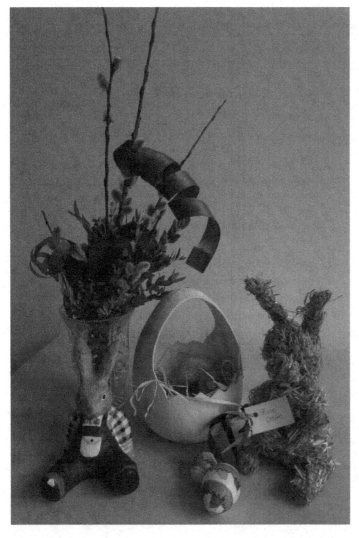

■ Abb. 5.43   Osterdekoration

5.21.1 Ablaufplan für die Gruppenstunde

Der folgende Ablaufplan (■ Tab. 5.22) begleitet Sie durch die Gruppenstunde. Er erläutert die einzelnen Phasen und die Präsentation
der einzelnen Utensilien.

Ablaufplan für die
Gruppenstunde zum Thema
„Feste: Ostern"

5

■ **Tab. 5.22** Ablaufplan für die Gruppenstunde zum Thema „Feste: Ostern"

Inhalt/Ablauf	Durchführung
1 Anfangsphase	
Persönliche Begrüßung	Freuen Sie sich schon auf das Osterfest?
Thema bekanntgeben	Singen und evtl. mitklatschen
Aufwecker: „Kuckuck, Kuckuck, ruft's aus dem Wald"	
2 Erinnerungsanker	
Bunt verzierte Eier	Ein paar Ostereier in verschiedenen Farben und verschiedenen Mustern werden herumgegeben, und jeder kann diese in Ruhe betrachten und begreifen
	Welches Ei gefällt Ihnen am besten?
3 Biografische Fragen	
Alternativen in Wort und Bild	Haben Sie früher selbst Eier bemalt/evtl. mit Ihren Kindern?
	Wurde ein Osterbaum geschmückt?
	Wurden zum Osterfest auch Eier versteckt? Mussten Sie sie suchen?
	War Ostern ein wichtiges Fest in der Familie?
Hasen aus Stroh, Stoff oder Schokolade	Was wurde noch geschenkt – außer Ostereiern?
	Gab es etwas Besonderes zu essen?
	Hielten Sie Hasen als Haustier?
	Was war in den Tagen vor Ostern? Wurde gefastet? Wurde viel gebetet?
	Gingen Sie in die Kirche?
	Haben Sie etwas besonders Schönes angezogen?
Ein großer Korb	Gab es ein Osterfeuer?
	Gingen Sie zur Speisenweihe?
Fertigen Buschen anbieten	Haben Sie selbst Palmbuschen gebunden?
	Sah er so aus wie dieser?
4 Förderung der Ressourcen	
Alltagskompetenz	Was braucht man sonst noch zu Ostern?
Hasen	Stoffhasen herumgeben – jeder kann ihn anfassen
	Welches Fell (Farbe) können echte Hasen haben?
Huhn aus Stoff/Stroh	Alternativ: Gespräch über Hühner
Palmbuschen	Wird angeboten und herumgereicht
	Wo werden die Palmbuschen aufgestellt?
	Was sollen Palmbuschen verhindern?
Wissen abrufen	Wie heißt die Woche vor Ostern? Falls keine Antwort kommt, kann auch gefragt werden, ob der Gründonnerstag und der Karfreitag besondere Tage sind
	Welche besonderen Speisen gibt es zu essen?
Osterbrot	Ein Stück Osterbrot kosten
	Welche Speisen werden in der Osternacht geweiht?
	Wann werden die geweihten Speisen gegessen?

⬛ Tab. 5.22 Fortsetzung

Inhalt/Ablauf	Durchführung
Wahrnehmung Eier aus verschiedenen Materialien	In einem Korb die Eier jedem Teilnehmer anbieten – „essbares" Ei, aus Schokolade oder hartgekocht, soll herausgefunden werden
Alltagskompetenz	Was brauchen wir, um einen Palmbuschen zu binden?
Zweige, Bänder	Teilnehmer suchen aus den Materialien heraus, die man für das Binden eines Palmbuschens braucht – dieser kann dann auch gefertigt werden, um z. B. den Aufenthaltsraum oder das Zimmer zu schmücken Wo werden die Palmbuschen aufgestellt? Oder:
Zweige, Vase, Eier	Gemeinsam die Zweige in einer Vase arrangieren, mit Eiern behängen
5 Werte- und Gefühlsebene	
Vater/Mutter sein, Arbeit, religiöse Feste als Halt	Phase 1: Ist Ostern ein wichtiges Fest im Jahresablauf? Hat man an Ostern besonders viel Arbeit? Macht es Freude, für die Kinder Ostereier zu verstecken? Ist es wichtig, religiöse Feste zu feiern? Hat man als Mutter/Vater eine besondere Aufgabe an diesem Fest? Phase 2: Was ist das Besondere an Ostern? Was ist an Ostern nicht so schön? Ist ein gutes/besonderes Essen wichtig an den Ostertagen? Ist es wichtig, dass man zu Ostern in die Kirche geht? Fällt es Ihnen schwer, zu fasten?
6 Schlussphase	
Förderung der Sinne – Genuss Lied: „Häschen in der Grube" Oder/und: „Osterspaziergang" von J. W. Goethe Persönliche Verabschiedung Bedanken	Kleine Schokoladeneier, in Staniol verpackt, werden an die Teilnehmer verteilt – zuerst kann das knisternde Papier entfernt, dann das Ei verzehrt werden Gemeinsam anhören – wer will, kann mitsingen, mitsummen Vorlesen (einen Teil oder ganz)

5.22 Sport und Bewegung

Turnen, Körperertüchtigung, Gymnastik bzw. verschiedene Tätigkeiten im Freien hatten im Leben vieler Teilnehmer eine große Bedeutung; das Miteinander in verschiedenen Vereinen, vielleicht schon in der Jugend, aber auch das „passive" Mitverfolgen von Wettkämpfen könnten im Fokus stehen. Manchmal sind auch „Profisportler" unter den Teilnehmern und bekommen Gelegenheit, von ihren Siegen und Wettkämpfen zu erzählen. Das Interesse am Thema ist vorher abzuklären. So sollte z.B. Wintersport auch in

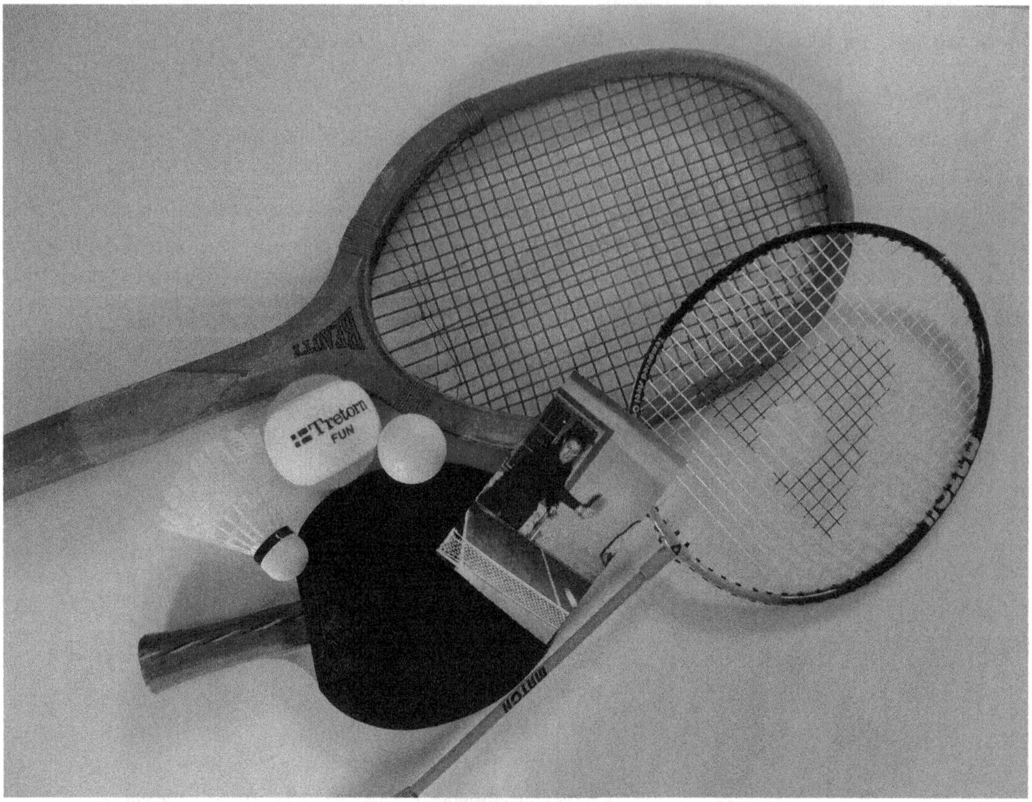

◘ **Abb. 5.44**   Welcher Ball zu welchem Schläger?

der entsprechenden Jahreszeit behandelt werden, um den Bezug zur Realität zu unterstützen.

Mögliche Utensilien
Verschiedene Sportgeräte:
- Fußball, Tennisball und Schläger, Tischtennisball, Golfball, Basketball, Wasserball
- Schwimmanzug, Badehaube, Dressen, Fußballstutzen ...
- Sportschuhe
- Springseil, Federballset, Reitutensilien ...

Bilder von bekannten Sportlern, von Sportarten, Medaillen, Pokale (◘ Abb. 5.44)

5.22.1 Ablaufplan für die Gruppenstunde

Der folgende Ablaufplan (◘ Tab. 5.23) begleitet Sie durch die Gruppenstunde. Er erläutert die einzelnen Phasen und die Präsentation der einzelnen Utensilien.

◘ **Tab. 5.23** Ablaufplan für die Gruppenstunde „Sport und Bewegung" (speziell für Sommersport)

Inhalt/Ablauf	Durchführung
1 Anfangsphase	
Persönliche Begrüßung	Ich lade Sie ein, ein wenig Bewegung zu machen und mitzumarschieren.
Aufwecker:	Interessieren Sie sich für Sport?
Spezielles Lied (regional) oder Marsch	Bewegung anregen mit den entsprechenden Sportgeräten … Ball weiterreichen/über den Tisch rollen/Springseil in der Runde weiterbewegen … Wasserball werfen und fangen
Oder/und Bälle etc.	
2 Erinnerungsanker	
Je nach Biografie wird z.B. ein Fußball angeboten	Die Teilnehmer hantieren mit dem Ball, ev. können auch zwei verschiedene Bälle angeboten und verglichen werden.
Tennisschläger/Ball	Spielten Sie Fußball? Mit so einem? Oder sah er anders aus? (◘ Abb. 5.45)
Springseil	Gab es in Ihrer Wohnumgebung Gelegenheit? Einen Platz oder einfach eine Wiese?
Ball	Diese einführenden Fragen können natürlich auch mit der Präsentation anderer Sportgeräte verbunden werden, je nach Biografie und Vorlieben
	Hatten Sie so ein Seil? Übten Sie täglich? Mit Ihren Freundinnen zusammen?
	Spielten Sie gerne Völkerball?
	Erst in der Schule oder auch in der Freizeit?
3 Biografische Fragen	
Beispielsweise zum Thema Fußball	Spielten Sie im Verein? – Liga?
Präsentation weiterer Erinnerungs-anker,	Mussten Sie oft trainieren?
wie Stutzen, Bilder, Vereinslogos des Heimatvereins …	Wie haben Sie sich mit dem Trainer, den Mitspielern verstanden?
	Wettkämpfe?
… auch aus der Perspektive des Vaters/der Mutter	Wer hat zugeschaut? Haben Ihre Eltern Sie begleitet? … Haben Sie Ihre Kinder begleitet?
	Saß man nach den Spielen noch länger zusammen, um zu feiern?
	Hatten Sie manchmal auch keine Lust zu trainieren?
	Oder
	In Richtung Freizeit:
	Wo haben Sie gespielt? Im Hof?
	Bekamen Sie manchmal Ärger mit den Nachbarn, wenn der Ball über den Zaun flog ….?

⬛ Tab. 5.23 Fortsetzung

Inhalt/Ablauf	Durchführung
Gymnastikschuhe, Fotos vom Schulturnen	Mochten Sie die „Leibesübungen" in der Schule?
	Welche Geräte wurden benutzt?
	Auswahlalternativen anbieten
	Barren oder Ringe? …
Mit Fotos unterstützen	Interessieren Sie sich für Sport in der Zeitung?
	Als Zuschauer? Welche Wettkämpfe schauten/schauen Sie sich regelmäßig an?
	Was gefiel Ihnen daran?
4 Förderung der Ressourcen	
Wahrnehmung-Zuordnung	Was gehört zusammen?
Echte Utensilien oder Bilder	Ball zum entsprechenden Schläger/Dress legen
	Ein Utensil nach dem anderen anbieten und in der Gruppe die Zuordnung beschließen.
	Phase 1: 4–6 verschiedene Utensilien auseinandersortieren
Wortfindung/Wissen abrufen	Welchen Sport kann man im Freien ausüben?
Wortkarten/Bilder verschiedener Sportarten	In der Halle? Im Wasser?
	Welcher Sport wird in einer Mannschaft. Welcher allein bzw. zu zweit ausgeübt?
	Den Kategorien einzeln zuordnen:
	Eine Karte/Bild – s.o.
	z.B. Turnen > in der Halle …
	z.B. Fußball > Mannschaft
5 Werte- und Gefühlsebene	
Identität	Phase1:
Pflicht erfüllen/Disziplin/Ordnung	Wie verhält sich ein(e) richtige(r) Sportler(in)?
Verlässlichkeit	Was ist Sportlerehre?
	Was darf man auf keinen Fall tun? Ist Disziplin beim Training, aber auch im täglichen Leben wichtig?
	Soll man sich regelmäßig bewegen?
	Ist es wichtig, sich auf die anderen verlassen zu können?
	Phase 2:
	Wie fühlt man sich nach einem Sieg/einer Niederlage?
	Wie ist es, mit anderen zusammen ein Turnier/ein Spiel zu bestreiten?
	Verschönert Sport/Bewegung das Leben?
6 Schlussphase	
	Stunde zusammenfassen
	Utensilien werden „aufgeräumt", z.B. in eine Sporttasche
Schlusslied	Miteinander singen, sich an den Händen dabei halten
Wir wollen niemals auseinandergehen	
Auf Wiedersehen	Wasser, Tee bzw. spezielle Getränke, die man nach dem Sport zu sich nimmt
Wahrnehmung/Kosten	
Persönliche Verabschiedung	
Bedanken	

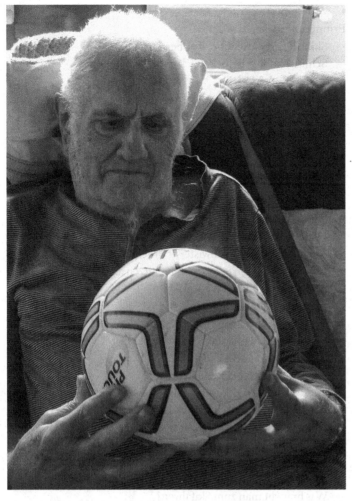

■ **Abb. 5.45**   Ich war Tormann – damals

Liedervorschläge

— Er steht im Tor
— Der Theodor, der Theodor

Spezielle Fußball-/Turnlieder findet man auch unter www. volksliedarchiv.de.

Liedervorschläge zum Thema „Sport und Bewegung"

■ ■ **Weitere Ideen**

Auf eine Sportart konzentrieren, z.B. nur Skisport, Wassersport, Mannschaftssport, oder auf andere Freizeittätigkeiten

■ **Wintersport**

Erinnerungsanker:
- Skibrille, -handschuhe, -haube, -stock usw.
- Schlittschuhe, Eisstock, Puck usw.
- Rodel (auch Modell)
- Fäustlinge, Jacke
- Bilder von Winterlandschaften, von bekannten Wintersportlern und -sportlerinnen
- Eine Schüssel mit Schnee
- Thermoskanne mit heißem Tee (für die Schlussphase)

Biografische Fragen:
- Hatten Sie Gelegenheit, Skifahren zu lernen?
- Von den Eltern? Geschwistern? Einem Skilehrer?
- Konnten Sie einen Schlepplift benutzen, oder musste man zu Fuß den Berg hinauf?
- Aus welchem Material waren die Ski?
- Wie sahen die Skischuhe aus? Das Skigewand?
- War es leicht, das Skifahren zu erlernen?
- Gingen Sie von der Schule aus Skifahren?
- Fuhren Sie auch bei Rennen mit?
- Was ist das Schönste am Skifahren?
- Ähnliche Fragen zu Eislaufen, Langlaufen etc.

Förderung der Ressourcen:
- Welche Sportarten/Tätigkeiten kann man im Winter ausüben?
- Was braucht man zum Skifahren?
- Sortieren: Skifahrausrüstung aus anderen Kleidungsstücken heraussuchen
- Wo kann man Skifahren (regionale Ziele)?

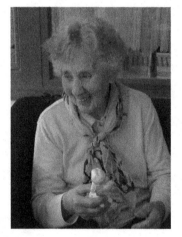

❏ **Abb. 5.46**　„So ein hübsches Engerl!"

5.23　Feste: Weihnachten und Adventszeit

Stundenthema „Feste: Weihnachten und Adventszeit"

Weihnachten war, so wie alle religiösen Feste im Jahreskreis, eine willkommene Abwechslung. Die Weihnachtszeit war geprägt von Ritualen und bestimmten Vorbereitungen, aber auch von Fasttagen und besonderem Essen. Besonders in der Adventszeit gab es viele Gelegenheiten, regionales Brauchtum zu leben (❏ Abb. 5.46).

Das Material sollte unmittelbar zum Fortschreiten der Adventszeit passen, um so auch die zeitliche Orientierung zu unterstützen.

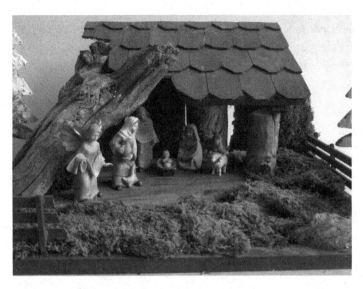

Abb. 5.47   Weihnachtskrippe

Materialvorschläge

- Tannenzweige, Mistelzweige
- Kerzen: Christbaumkerzen, große und kleine Kerzen (z. B. aus Bienenwachs)
- Getrocknete Orangenscheiben, Zimtrinde, Schleifen
- Adventskranz oder Bild eines Adventskranzes
- Weihnachtskrippe (◘ Abb. 5.47)
- Weihnachtsbäckerei

Aus dem sehr umfangreichen Themenbereich können verschiedene Stunden gestaltet werden, beginnend mit dem Nikolaustag. Adventszeit, Backen, Vorbereitungen für das Fest etc. folgen dann.

Das folgende Stundenbild kann auch der Auftakt zu einem gemeinsamen Adventskranz-Binden bzw. -Schmücken sein.

5.23.1 Ablaufplan für die Gruppenstunde – Schwerpunkt „Beginn der Adventszeit"

Der folgende Ablaufplan (◘ Tab. 5.24) begleitet Sie durch die Gruppenstunde. Er erläutert die einzelnen Phasen und die Präsentation der einzelnen Utensilien. Die Vorschläge können in verschiedene Richtungen vertieft werden (Thema „Adventskranz/Dekoration" oder „Krippe/Weihnachtsvorbereitungen").

Ablaufplan für die Gruppenstunde „Feste: Weihnachten und Adventszeit" – Schwerpunkt „Beginn der Adventszeit"

■ **Tab. 5.24** Ablaufplan für die Gruppenstunde „Feste: Weihnachten und Adventszeit" – Schwerpunkt „Beginn der Adventszeit"

Inhalt/Ablauf	Durchführung
1 Anfangsphase	
Persönliche Begrüßung	Gemeinsam singen oder anhören
Aufwecker: „Wir sagen euch an den lieben Advent"	Falls möglich, kann das Lied auch von der Gruppenleiterin z. B. auf der Gitarre begleitet werden, um an das gemeinsame Singen in der Weihnachts- und Vorweihnachtszeit zu erinnern
	Wenn ein Adventskranz vorhanden ist, können die Kerzen angezündet werden – alternativ eine Kerze oder Laterne
2 Erinnerungsanker	
Adventskranz (auch ungeschmückt)	Der Adventskranz wird gemeinsam begutachtet
	Hatten Sie auch einen Adventskranz zu Hause?
3 Biografische Fragen	
	Haben Sie ihn selbst gebunden oder gekauft?
	Wurde er auch geweiht?
	Stand er auf dem Tisch oder hing er von der Decke?
Mit Alternativen unterstützen	Wie oft wurde der Adventskranz angezündet?
	Wurde regelmäßig gebetet und/oder gesungen?
Dekorationsmaterial zur Auswahl	Wurde das Haus in der Vorweihnachtszeit besonders geschmückt?
	Wurde auch ein geschmückter Tannenkranz an die Haustür gehängt?
	Wer war für das Backen der Kekse zuständig?
	Wurden die Geschenke selbst hergestellt?
	Gingen Sie in die Kirche?
	Besuchten Sie besondere Messen?
	Bekamen Sie am Nikolausabend auch etwas geschenkt?
4 Förderung der Ressourcen	
Alltagskompetenz	Welche Bänder würden Sie aussuchen? – Falls der Kranz noch
Bänder und Kerzen zur Auswahl	
Wissen abrufen	ohne Zubehör ist, so können die Teilnehmer den Schmuck wählen
Wortfindung	und den Kranz fertigstellen
Backutensilien	Welche Vorbereitungen werden im Advent noch erledigt?
Beispiele für Geschenke	Backen (vertiefen in Richtung „Weihnachtsbäckerei")
Putzutensilien	Geschenke (vertiefen in Richtung Herstellung/Basteln etc.)
	Weihnachtsputz

5

Inhalt/Ablauf	Durchführung

☐ Tab. 5.24 Fortsetzung

5 Werte- und Gefühlsebene

| Gemeinsamkeit, bestimmte Rituale und Bräuche pflegen und weitergeben | Phase 1:
Ist es wichtig, in der (Vor-)Weihnachtszeit gemeinsam Zeit mit der Familie zu verbringen?
Haben die Eltern besondere Pflichten/Aufgaben?
Welche Bräuche sind zu Weihnachten besonders wichtig?
Ist es wichtig, dass das Haus/die Wohnung zu den Festtagen besonders ordentlich und sauber ist?
Phase 2:
Soll man Rituale und Bräuche an die Kinder weitergeben?
Was ist das Schönste an der gemeinsamen Zeit zu Weihnachten?
Haben Sie in der Weihnachtszeit eine besondere Aufgabe? |

6 Schlussphase

| Advents- und Weihnachtslieder suchen | Max. drei Liedanfänge werden angespielt – dann wird jeweils gewartet, ob die Teilnehmer mitsingen oder mitsummen – die erste Strophe wird gemeinsam gesungen
Keine Liedtitel abfragen – spontane Äußerungen fördern |
| Weihnachtsbäckerei
Persönliche Verabschiedung
Bedanken | Kosten
Den Adventskranz an einen besonderen Platz im Aufenthaltsraum stellen |

Advents- und Weihnachtslieder

- Ihr Kinderlein kommet
- Es ist ein Ros entsprungen
- Alle Jahre wieder
- Wir sagen euch an den lieben Advent
- Es wird schon gleich dumpa/dunkel
- Oh du fröhliche
- O Tannenbaum
- Lasst uns froh und munter sein
- Es ist für uns eine Zeit angekommen
- Leise rieselt der Schnee
- Heidschi Bum Beidschi
- Kling Glöckchen Klingelingeling

Liedervorschläge zum Thema „Feste: Weihnachten und Adventszeit"

■ ■ **Weitere Einheiten zu folgenden Themen**

■ **Krippe und Weihnachtsevangelium**

Erinnerungsanker:

= Ein Auszug aus der Weihnachtsgeschichte wird gelesen

= Verschiedene Krippenfiguren (die wichtigsten), ein Stall, Moos, Steine, Äste

= Hatten Sie auch so eine Weihnachtskrippe? (Oder sah sie ganz anders aus?)

Die Krippe darf genau untersucht werden, festgestellt werden, aus welchen Materialien sie ist, groß oder klein, schwer etc.).
   Biografische Fragen:

= Wer hat sie gebaut?

= Oder wurde sie gekauft?

= Wann wurde die Krippe aufgestellt?

= Wie lange blieb die Krippe stehen?

Förderung der Ressourcen:

= Wie heißen die Krippenfiguren?

= Wer mag, kann die Figuren in der Krippe positionieren.

= Welche Figuren kann man noch in einer Krippe finden? (Entweder freier Abruf oder Angebot von weiteren Figuren, aus denen die Teilnehmer aussuchen und diese dann in die Krippe stellen)

= Aus welchen Materialien kann eine Krippe bestehen?

= Die Teilnehmer „schmücken" die Krippe mit Moos etc.

= „Ihr Kinderlein kommet" wird gesungen

■ **Der Heilige Abend**

Erinnerungsanker:

= Bild von Christbaum, Christbaumschmuck, Christbaum-kugeln, Christbaumschmuck (Lametta, Engelshaar, in Papier eingewickelte Süßigkeiten = Christbaumbehang)

= Wunderkerzen

= Sterne aus verschiedenem Material und in verschiedenen Größen

= Bilder von Geschenken oder evtl. ein paar eingepackte Dinge (Puppe, Ball, Kleidungsstück)

Biografische Fragen:

= Haben Sie zu Hause einen Christbaum gehabt?

= Wer hat ihn besorgt?

= Wurde er aus dem Wald geholt oder gekauft?

- Wer hat ihn geschmückt?
- Welcher Schmuck wurde verwendet? (Schmuck zum Aussuchen anbieten)
- Gab es schon elektrische Kerzen?
- Welche Sicherheitsvorkehrungen wurden bei Wachskerzen getroffen?
- Stellten Sie vorsichtshalber einen Eimer mit Wasser in die Nähe?
- Haben Sie erlebt, dass der Baum zu brennen anfing?
- Wann durften Sie den Baum das erste Mal sehen?
- Gab es Geschenke?
- Haben Sie sich besonders angezogen?
- Wurde gebetet und gesungen?
- Konnte jemand aus der Familie ein Instrument spielen, z. B. Flöte?
- Haben Sie ein Gedicht aufgesagt, als Sie Kind waren?
- Mussten Ihre Kinder ein Weihnachtsgedicht lernen, z. B. „Von drauß' vom Walde komme ich her"?
- Wurde die Weihnachtsgeschichte vorgelesen?
- Gingen Sie zusammen in die Kirche?
- Wurde dort ein Krippenspiel von den Kindern aufgeführt?
- Gab es etwas Besonderes zu essen?

Stärkung der Ressourcen:
- Wie werden die Bonbons/die Schokolade für den Christbaum verpackt (süße Inhalte und Papier anbieten; gemeinsam einwickeln)?
- Welche Geschenke eignen sich für eine Frau, welche für einen Mann?
- Worüber freuen sich Kinder?
- Geschenke anbieten (z. B. Krawatte, Kette, Ball) und Mann/Frau/Kind zuordnen.
- Gedicht „Von drauß' vom Walde komm ich her" miteinander aufsagen.

Werte- und Gefühlsebene:
- Ist es wichtig, dass am Heiligen Abend die ganze Familie zusammen ist?
- Ist es wichtig, Geschenke zu bekommen?
- Ist es wichtig, anderen etwas zu schenken?
- Wie geht es einem, wenn man andere Menschen beschenkt?

Weitere Stunden speziell zu:
- Backen zu Weihnachten (evtl. in Verbindung mit tatsächlichem Keks-, Plätzchen-, Stollenbacken)
- Bräuche in der Adventzeit (regionsspezifisch)

Weitere Ideen zum Thema „Feste: Weihnachten und Adventszeit"

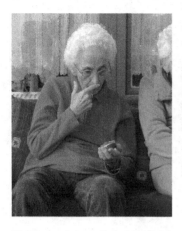

5

◨ **Abb. 5.48** „Nivea®-Creme – ja, die habe ich verwendet."

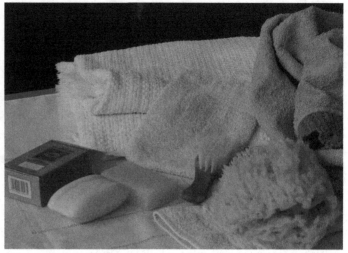

◨ **Abb. 5.49** Waschutensilien

5.24   Wohlbefinden: Körperkultur

Stundenthema
„Wohlbefinden: Körperkultur"

Das Thema „Körperpflege" nahm in der Jugend mancher alter Menschen einen anderen Stellenwert als in der heutigen Zeit ein. Ein Bad zu nehmen war eine Ausnahme, gewaschen hat man sich am Waschtisch, in einem Lavoir oder einfach am Brunnen. Das Wasser musste erhitzt oder vom Gang geholt werden. Das wöchentliche Bad wurde zu einem Familienereignis. Parfüm war für viele eine Seltenheit, zur Hautpflege gab es weniger Auswahl an Seifen oder Cremes (◨ Abb. 5.48).

Materialvorschläge (◨ Abb. 5.49)
- Waschlappen
- Hand- und Badetuch in verschiedenen Größen und Qualitäten
- Schwamm
- Seifen, Nagelbürste, Zahnbürste
- Kamm, Haarbürste, Haarnetz, Parfüm, Nivea®-Creme, andere Cremes (z. B. Ringelblume), Kölnischwasser
- Spiegel
- Rasierpinsel, Rasiercreme (Schaum), Rasierwasser (Pitralon, Spanisch Leder), Brillantine
- Badeöl/-schaum

5.24.1 Ablaufplan für die Gruppenstunde

Der folgende Ablaufplan (◘ Tab. 5.25) begleitet Sie durch die Gruppenstunde. Er erläutert die einzelnen Phasen und die Präsentation der einzelnen Utensilien.

Ablaufplan für die Gruppenstunde zum Thema „Wohlbefinden: Körperkultur"

◘ **Tab. 5.25** Ablaufplan für die Gruppenstunde zum Thema „Wohlbefinden: Körperkultur"

Inhalt/Ablauf	Durchführung
1 Anfangsphase	
Persönliche Begrüßung Aufwecker: Lied „Wasser ist zum Waschen da"	Mitsingen, mitschunkeln oder auch die Füße bewegen
2 Erinnerungsanker	
Waschlappen, Schwamm und Handtücher	Waschlappen werden angeboten, die Teilnehmer dürfen damit in Ruhe hantieren, ihn überstreifen oder „Waschbewegungen" ausführen
	Die Teilnehmer können die Sachen herumreichen und selbst angreifen bzw. auch ausprobieren.
	Wie fühlt sich das Handtuch an? Weich oder kratzig?
3 Biografische Fragen	
Der Schwamm kann zuerst trocken und danach nass gegriffen werden	Hatten Sie diese Dinge auch zu Hause?
	Hatten Sie einen Waschlappen für den ganzen Körper oder für eine bestimmte Körperregion?
	Benutzten Sie auch einen Schwamm?
Danach noch ein Handtuch zum Abtrocknen und eventuell eine Schüssel mit handwarmen Wasser	Wie sahen Ihre Handtücher aus?
	Waren sie bunt oder einfarbig?
	Hatte jeder ein eigenes Handtuch oder mehrere Personen zusammen?
	Handtücher können ausgebreitet und wieder zusammengelegt werden
	Wie oft wurden die Handtücher gewechselt und gewaschen?
	Wo haben Sie sich gewaschen?
	Mit warmen oder kaltem Wasser?
	Wie wurde das Wasser erhitzt?
	Hatten Sie schon eine Badewanne?
	Wie oft haben Sie gebadet?
	Gab es eine bestimmte Reihenfolge, wer als Erster baden durfte?
Evtl. Badeöl/-schaum	Gab man etwas ins Badewasser, damit es besser riecht?
Nivea®-Creme	Cremte man sich nach dem Baden ein?
	Teilnehmer können die Dose öffnen, eine Probe nehmen, sich damit eincremen; wer das nicht mehr durchführen kann, dem wird die Creme zum Riechen angeboten, verbunden mit der Frage, ob es angenehm wäre, ein wenig eingecremt zu werden
	Vorsichtig auf einer kleinen Stelle der Hand beginnen, die Creme einzumassieren – auf Reaktionen achten
	Gab es eine bestimmte Creme oder hatte man mehrere zur Auswahl?
	Haben Sie selbst Seife hergestellt? Woraus?

⬛ Tab. 5.25 Fortsetzung

Inhalt/Ablauf	Durchführung
Evtl. Kölnisch Wasser	Verwendeten Sie ein Parfüm? Flasche öffnen lassen
	Zu welchem Anlass?
	Haben Sie es selbst gekauft oder geschenkt bekommen?
4 Förderung der Ressourcen	
Alltagskompetenz	Was braucht man noch zur Körperpflege? Teilnehmer wählen aus dem Angebot, betasten und hantieren mit den Utensilien
Wortfindung und Wissen abrufen	Entweder benennen die Teilnehmer selbst Dinge, oder sie werden beim Abrufen unterstützt
Weitere Gegenstände werden gezeigt (Bürste, Kamm, Nagelbürste, Seifen, Zahnbürste, Kölnischwasser)	Die Teilnehmer können die Gegenstände dann selbst benutzen: z. B. sich eincremen oder frisieren
Ordnungen erkennen – Alltagskompetenz	Es sollen die Gegenstände zusammengelegt werden, die man z. B. fürs Baden, zur Haarpflege, zum Zähne putzen, zur Hautpflege braucht. Wahlweise können auch drei Gegenstände zusammengelegt werden, von denen einer nicht dazu passt (z. B. Zahnbürste und Zahnpasta sowie Nagelbürste). Die Teilnehmer sollen nun den „Ausreißer" bestimmen
5 Werte- und Gefühlsebene	
Angenehmes Körpergefühl, Sauberkeit als Wert/Tugend	Phase 1:
	Ist es wichtig, sich täglich zu waschen?
	Ist es wichtig, anständig frisiert zu sein, saubere Fingernägel zu haben?
	Ist es Ihnen wichtig, dass andere Menschen gepflegt und sauber sind?
	Was sagt Sauberkeit und ordentliche Kleidung über einen Menschen aus?
	Phase 2:
	Wie fühlt es sich an, frisch gewaschen zu sein?
	Gibt es auch Zeiten, in denen es schwierig ist, sich zu waschen/zu pflegen?
	Was ist das Angenehmste am Baden?
	Ist es wichtig, dass andere Menschen sauber sind? Wie geht es einem, wenn man mit ungepflegten Menschen zu tun hat?
6 Schlussphase Aufräumen Lied: „Wir wollen niemals auseinandergehen" Persönliche Verabschiedung Bedanken	Zusammen mit den Teilnehmenden die Utensilien in einen Korb/ein Necessaire räumen, die Handtücher zusammenlegen etc., evtl. nochmals benennen Mitsingen und mitschunkeln

5.25   Wohlbefinden: Kleidung

Auf die passende Kleidung zu bestimmten Anlässen wurde früher sehr viel Wert gelegt. Es gab eine strenge Unterscheidung zwischen Alltags- und Festtagskleidung. Neue Anzüge, Röcke, Blusen, Kleider wurden selbst oder von einer Schneiderei gefertigt und lange getragen bzw. weitergegeben. In Kriegs- und Nachkriegszeiten waren die Frauen sehr erfinderisch, um neue Kleider zu fertigen. So wurde übrig gebliebene Fallschirmseide zu Kostümen oder alte Decken zu Kindermänteln verarbeitet (◻ Abb. 5.50).

Das Thema kann zu verschiedenen Jahreszeiten angeboten werden, um zur Stärkung der Orientierung beitragen.

Stundenthema
„Wohlbefinden: Kleidung"

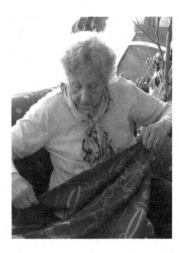

◻ **Abb. 5.50**   „Das ist ein Schultertuch, für ein Kopftuch ist es zu groß."

Materialvorschläge

Winter

- Hauben, Mützen, Schals, Kappen Hüte – in verschiedenen Farben und Materialien (◻ Abb. 5.51)
- Mantel, Pelzkragen, warmes Hemd, Rock aus Wolle o.Ä., Jacke, Pulswärmer, Muff, Pelzstiefel, Umschlagtücher, gestrickte Strümpfe und Socken, Strumpfhalter, Perlonstrümpfe, Handschuhe

Sommer/Frühjahr

- Kleider/Blusen aus dünnem Stoff, Kurzärmeliges, kurze Hosen, Sandalen, Sonnenhüte etc.
- Entsprechende Trachtenkleidung aus der Region/dem Land – das kann auch eine eigene Einheit füllen.
- Abendkleidung

Das Thema kann auch mit den Themen ▸ „Arbeit: Nähen, Stricken, Häkeln" oder ▸ „Kindheit" kombiniert werden.

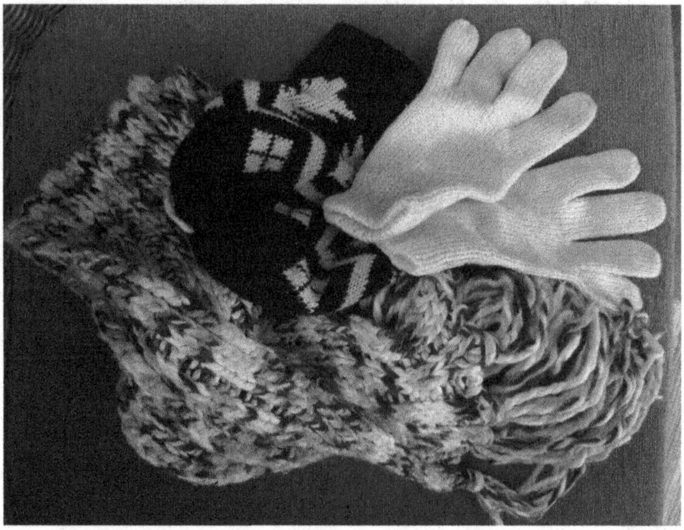

■ **Abb. 5.51**   Warmes für die kalte Jahreszeit

5.25.1 **Ablaufplan für die Gruppenstunde**

Ablaufplan für die
Gruppenstunde zum Thema
„Wohlbefinden: Kleidung"

Der folgende Ablaufplan (■ Tab. 5.26) begleitet Sie durch die Gruppenstunde. Er erläutert die einzelnen Phasen und die Präsentation der einzelnen Utensilien.

■ **Tab. 5.26** Ablaufplan für die Gruppenstunde zum Thema „Wohlbefinden: Kleidung"

Inhalt/Ablauf	Durchführung
1 Anfangsphase	
Persönliche Begrüßung	Mitsingen, evtl. mitklatschen
Aufwecker: „Schneeflöckchen, Weißröckchen" (Wenn es zur Zeit passt) oder „Wenn die Elisabeth … "	Einstieg: Es gibt keine schlechtes Wetter, sondern nur die falsche Kleidung
2 Erinnerungsanker	
Gestrickte Hauben oder Hüte	Ziehen/zogen Sie das auch an, wenn es kalt wurde?
	Die Haube herumgeben, betasten lassen – manche Teilnehmer ziehen sie evtl. über, um sie anzuprobieren
	Ist sie warm, weich, kratzig? Wie gefällt die Farbe?
3 Biografische Fragen	
Schal, Handschuhe	Verfügten Sie über warme Kleidung oder froren Sie manchmal im Herbst/Winter?

⬛ **Tab. 5.26** Fortsetzung

Inhalt/Ablauf	Durchführung
Fotos aus den entsprechenden Jahrzehnten	Wer war für die Kleidung zuständig? Wer hielt sie in Ordnung, wer wusch und flickte?
	Wurde Kleidung selbst genäht und/oder gestrickt?
	Was zum Beispiel? Abrufhilfe durch das Angebot von konkreten wärmenden Beispielen – genug Zeit zum untersuchen lassen, oft fällt durch das Betasten der Begriff wieder ein
	Mussten Sie die Kleidung Ihrer Geschwister „nachtragen?"
	Wann und wie leisteten Sie sich erste eigene Kleidung?
	Was trugen Sie im Arbeitsalltag, was am Sonntag?
	Gab es einen Unterschied zwischen einer „Herrschaft" und den Dienstboten?
	Waren Stoffe und Knöpfe teuer? Wo konnten Sie diese erwerben?
Perlonstrümpfe	Erinnern Sie sich an die ersten Perlonstrümpfe? Wer brachte diese mit?
	Wie war die Situation nach dem Krieg?
4 Förderung der Ressourcen	
Alltagskompetenz	Wie zieht man sich an, um es warm zu haben?
Abrufen unterstützen	Den Körperteil zeigen und mit weiteren Bewegungen (Handschuhe überziehen u.Ä.) zeigen oder konkrete Teile anbieten – und fragen, ob diese brauchbar wären
Kopfbedeckungen, Handschuhe, Mantel, Strümpfe etc.	
Ordnungen wiedererkennen	Kinder- und Erwachsenenkleidung auseinandersortieren: Die Teilnehmer ordnen selbst, oder die Gruppenleiterin bietet ein Kleidungsstück nach dem anderen an, dann wird die Zuordnung entschieden (Das geht auch ohne Benennung!)
2–3 Kleidungsstücke für „Große" bzw. für „Kleine"	
Ein Sommerkleid als „Ausreißer"	Es kann auch ein nicht passendes Kleidungsstück gezeigt werden (= Ausreißer), max. aber 2, sonst sind die Teilnehmer evtl. überfordert
Sommer- und Winterkleidung (max. 3 jeweils)	Teilnehmer aus Phase 1 können auch Sommer- und Winterkleidung sortieren; es kann ein Korb angeboten und die Teilnehmer einzeln eingeladen werden, jeweils ein Stück für den Sommer oder für den Winter herauszusuchen
	Abend- und Alltagskleidung sortieren/heraussuchen
Wissen abrufen	Ein Kleidungstück anbieten – zu welchen Gelegenheiten könnte man dieses Kleid anziehen?
5 Werte- und Gefühlsebene	
Wohlbefinden, Besitz/Status – zeigen, was man hat	Phase 1:
	Ist es wichtig, dass Kleidungsstücke gut passen?
	Sind Kleidungsstücke wertvoll/teuer?
	Haben Sie ein Kleidungsstück, das ihnen besonders wichtig/wertvoll ist?
	Ist es wichtig, immer ordentlich angezogen zu sein?
	Phase 2:
	Wie fühlt es sich an, wenn Kleidung nicht gut passt?
	Gibt es ein Kleidungsstück, das besonders wichtig für Sie ist?
	Gibt es ein Kleidungsstück, das Sie nur zu ganz besonderen Anlässen tragen?
	Kann man auf ein besonderes Kleidungsstück stolz sein?
6 Schlussphase	
Aufräumen	Die Kleidungsstücke sorgsam zusammenlegen, dann auf einen Stoß ordnen oder auf Kleiderbügel
Lied: „Auf Wiedersehen, auf Wiedersehen"	Mitsingen
Persönliche Verabschiedung	
Bedanken	

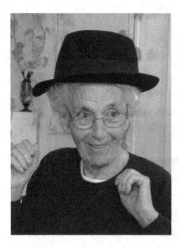

◘ Abb. 5.52   Wie steht mir der Hut?

Weitere Ideen zum Thema
„Wohlbefinden: Kleidung"

■ ■ **Weitere Ideen für Stundeneinheiten**

■ **Kopfbedeckungen**

Einstieg mit dem Sprichwort: „Mit dem Hute in der Hand … "
  Erinnerungsanker:
- Herrenhut (◘ Abb. 5.52)
- Zylinder
- Damenhut
- Strohhut
- Trachtenhut
- Hauben
- Mütze
- Kappe
- Babyhaube
- Badehaube

Biografische Fragen:
- Trugen Sie/Ihre Eltern einen Hut? Zu welchem
  Anlass?
- Ging man z. B. mit Hut in die Kirche?
- Wann wurde ein Strohhut aufgesetzt? (Heu-, Erntearbeit,
  Strand, Sommerfrische)
- Trugen Sie gerne Kopfbedeckungen? Hüte oder lieber
  Kopftücher?
- Zogen Sie beim Schwimmen eine Badekappe
  über?

Förderung der Ressourcen:
- Welche Rolle spielt der Herrenhut bei der Begrüßung?
- Nehmen die Damen in der Kirche auch den Hut ab?
- Zu welchen Anlässen sollte man unbedingt einen Hut
  tragen?
- Erwachsenen- und Kinderkopfbedeckungen
  auseinandersortieren
- Welche Kleidung würde zu „diesem" Hut passen?

Weitere Themen zu:
- Kinderkleidung
- Fußbekleidung
- Frauen- und Männerbekleidung
- Trachten
- Abendkleidung

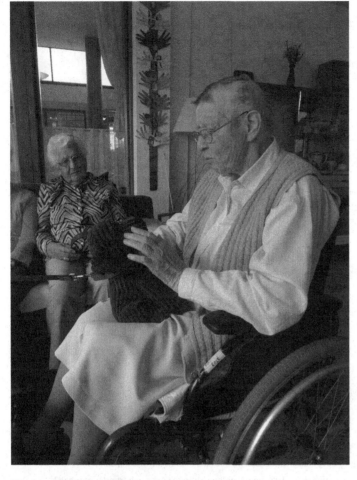

Abb. 5.53   „Mein Rolfi hat jeden Tag auf mich gewartet!"

5.26   Tiere

Tiere spielen eine wichtige Rolle als Nahrungsquelle bzw. als Möglichkeit, den Lebensunterhalt zu verdienen. Vielfach sind sie auch
Bezugsperson und Sozialbeziehung oder auch Inhalt von Freizeitaktivitäten. Je nach Lebenshintergrund werden daher die Schwerpunkte der Stunde vorbereitet.

Zum Thema „Tiere" kann man auch über die Themen „Arbeit"
(▸ Abschn. 5.4) bzw. „Freizeit" (▸ Abschn. 5.13–5.17) kommen.

Die Arbeit mit Stofftieren mag manchen zu „kindisch" erschei-
nen, die praktischen Erfahrungen zeigen allerdings eine gute Akzeptanz bei den Teilnehmenden: Die Tiere werden gestreichelt, angesprochen, für manche sind sie „echt" (◘ Abb. 5.53).

Stundenthema „Tiere"

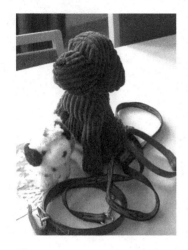

Schwerpunkt Hund und Katze: Mögliche Utensilien
- Stofftiere, verschieden in Größe und Schwere (Hund, Katze etc.) (�‌ Abb. 5.53)
- Bilder
- Tierstimmen
- Hunde/Katzenkorb, Halsbänder in verschiedenen Größen, Leine, Maulkorb, Bürste

Falls echte Hunde (Therapiehunde) die Institution besuchen, kann im Anschluss an den Besuch oder als Vorbereitung dieses Thema angeboten werden.

�‌ **Abb. 5.54**   Für große und kleine Hunde

Ablaufplan für die Gruppenstunde zum Thema „Tiere"

5.26.1 Ablaufplan für die Gruppenstunde

Der folgende Ablaufplan (◌ Tab. 5.27) begleitet Sie durch die Gruppenstunde. Er erläutert die einzelnen Phasen und die Präsentation der einzelnen Utensilien.

◌ **Tab. 5.27** Ablaufplan für die Gruppenstunde zum Thema „Tiere"

Inhalt/Ablauf	Durchführung
1 Anfangsphase	
Persönliche Begrüßung	Sing along, mitklatschen, mitmarschieren (im Sitzen), zuhören
Aufwecker: „Fuchs, du hast die Gans gestohlen"	Haben Sie schon einmal einen richtigen Fuchs gehört oder gesehen?
Lieder raten	
2 Erinnerungsanker	
Tierstimmen: Hund	Ankündigen, dass jetzt ein Tier zu hören ist, das den Fuchs evtl. vertreiben könnte
	Teilnehmern Zeit lassen, die Tierstimme zu erkennen
	Hatten Sie selbst einen Hund?
	Wie sah er aus?
3 Biografische Fragen	
Stoffhund (ein oder zwei) oder große Hundebilder	Eher einen kleinen oder einen großen?
	Das Abrufen mit Alternativfragen unterstützen
	Die Größe zeigen lassen oder Varianten anbieten, aus denen ausgewählt werden kann
	Sah er so aus oder ganz anders?
	Der Hund wird herumgereicht, darf in Ruhe betastet oder gedrückt werden
	Wenn Teilnehmer einen Hund hatten oder ein Hund in der Familie war – wie war dieser Hund?

◘ Tab. 5.27 Fortsetzung

Inhalt/Ablauf	Durchführung
	Haben Sie mit ihm Zeit verbracht? – Gespielt?
	Spaziergänge gemacht? War der Hund wachsam? Haben sich Leute auch vor ihm gefürchtet? – An dieser Stelle melden sich meist Teilnehmer, die unliebsame Erlebnisse mit Hunden hatten
Stoffkatze oder Katzenbilder/ Tierstimme	Wer hatte eine Katze? Vertrug sich die Katze mit dem Hund?
	Hat sie ordentlich Mäuse gefangen?
	Wo hatte sie ihren Lieblingsplatz?
	Aussehen?
	Hatten Sie eine oder zwei Katzen?
	Bekam sie Junge?
4 Förderung der Ressourcen	
Alltagskompetenz/Wortfindung	Was braucht ein Hund? (Damit man z. B. mit ihm spazierengehen kann)
Wahrnehmung Halsbänder anbieten Leine(n)	Was meinen Sie: Passt dieses Halsband eher einem kleinen oder großen Hund?
	Leine am Halsband befestigen, die ganze Länge betrachten. Von wo bis wohin reicht sie?
Alltagskompetenz	Welche Aufgaben haben Katzen/Hunde?
	Was fressen Hund und Katze am liebsten?
Wortschatz Weitere Tierstimmen anbieten (max. 3)	Namen für Hunde/Katzen sammeln
	Weitere Tiere nennen
5 Werte- und Gefühlsebene	
Eine Partner/Freund haben, Verantwortung für jemanden tragen Sicherheit Nicht alleine sein Eine Aufgabe haben	Phase 1: Sind Tiere wichtige Lebensbegleiter?
	Hat man für ein Tier eine große Verantwortung?
	Können Tiere in schwierigen/traurigen Situationen helfen?
	Kann ein Hund auch Beschützer sein?
	Können Tiere trösten?
	Sind Tiere gute Freunde/gute Begleiter?
	Ist es wichtig, sich immer gut um das Tier zu kümmern?
	Phase 2: Wie fühlt man sich, wenn man ständig von jemandem, z. B. einem treuen Hund, begleitet wird? Wenn er sich freut, wenn man nach Hause kommt? Ist es schön, sich um jemanden zu kümmern?
6 Schlussphase	
	Stunde zusammenfassen – Hund und Katz
	Stimmt das eigentlich? Können sich Hund und Katze auch vertragen?
Sprichwörter (max. 3) zum Ergänzen anbieten	Gruppenleiterin sagt den ersten Teil, die Teilnehmer ergänzen
	Dann wird besprochen, ob denn das Sprichwort so stimmt?
Kommt ein Vogel geflogen	Lied wird gemeinsam gesungen
Persönliche Verabschiedung Bedanken	

Liedervorschläge zum Thema „Tiere"

Liedervorschläge
- Alle meine Entlein
- Hopp Hopp Hopp
- ABC die Katze lief im Schnee
- Kommt ein Vogel geflogen
- Alle Vögel sind schon da
- Der Kuckuck und der Esel
- Kommt ein Vogel geflogen
- Fuchs, du hast die Gans gestohlen
- Kuckuck, Kuckuck ruft's aus dem Wald

Vorschläge für Sprichwörter und Redensarten zum Thema „Tiere"

Vorschläge für Sprichwörter und Redensarten
- In der Nacht sind alle Katzen grau
- Bellende Hunde beißen nicht
- Wenn die Katze aus dem Haus ist, haben die Mäuse Kirtag (Festtag) oder tanzen die Mäuse auf dem Tisch
- Einem geschenkten Gaul schaut man nicht ins Maul
- Eine Schwalbe macht noch keinen Sommer
- Besser einen Spatz in der Hand als eine Taube auf dem Dach
- Du isst wie ein Spatz
- Eine Krähe hackt der anderen kein Auge aus
- Der frühe Vogel fängt den Wurm

■ ■ **Weitere Einheiten zu folgenden Themen**

■ **Tiere im Stall – Nutztiere**

Weitere Ideen zum Thema „Tiere"

Erinnerungsanker:
- Entsprechende Bilder (Kühe, Pferde, Schafe, Schweine, Hühner, Gänse, Enten), Tierstimmen
- Kuhglocke (es gibt auch kleine), Heu, Pferdehalfter, Milchkanne (auch mit ein wenig Milch)
- Schafwolle, Federn, Eier (maximal drei Tierarten besprechen)

Biografische Fragen:
- Welche Tiere hatten Sie?
- Waren es viele Kühe?
- Welche Farbe hatten sie?
- War auch ein Stier dabei?
- Bekamen Sie auch Kälber?

- Arbeiteten Sie gerne mit den Tieren? Was war Ihre Aufgabe?
- Waren die Kühe im Sommer auf der Alm? Welche Arbeiten hatten Sie auf der Alm zu verrichten?

Ähnliche Fragen kann man auch zu Schweinen, Hühnern und Schafen stellen.

Stärkung der Ressourcen:
- Welche Produkte bekommt man von den Tieren?
- Zuordnen: Passendes Bild zu den Produkten legen (Schaf–Wolle, Huhn–Ei, Kuh–Milchkanne)

Werteebene:
- Phase 1 – Arbeit, Besitz, Sicherheit (Essen): Machen Tiere sehr viel Arbeit? Ist die Arbeit im Stall schwer? Hat man ein höheres Ansehen, wenn man viele Tiere besitzt? Hat man immer genug zu essen, wenn man viele Tiere am Bauernhof hat?
- Phase 2 – Arbeit, Sicherheit (Essen): Was ist das Schönste an der Arbeit mit Tieren? Was ist das Schwerste an der Arbeit mit Tieren? Schmeckt die eigene Milch, die eigene Butter usw. besser als gekaufte Produkte?

- **Tiere – Nutztiere – Fischerei/Fischzucht (▶ Abschn. 5.4)**
Erinnerungsanker:
- Teil eines Fischernetzes, Bilder von Fischen und Reusen, Modell eines Fischerbootes
- Angel, Angelutensilien, Angelschnur, Köder, Käscher

Biografische Fragen (Arbeit):
- Hat die Fischerei in der Familie Tradition?
- Wie oft fuhren Sie hinaus (See, Meer)?
- Auf welche Weise wurde gefischt (Reusen, Schleppnetz usw.)?
- Was war das Schöne an dieser Arbeit?
- Konnten Sie gut davon leben?
- Verkauften Sie den Fang selbst oder lieferten Sie an Geschäfte?

Stärkung der Ressourcen (Arbeit):
- Welche Fische kann man fangen?
- Ablauf des Fischens bis hin zum Verkauf/Lieferung?
- Ablauf des Räucherns? Was braucht man dazu?

Biografische Fragen (Freizeit):
- Wo haben Sie am liebsten geangelt?
- Hatten Sie ein eigenes Gewässer?

— Was war schön daran?

— Waren Sie allein oder in einem Verein?

— Wurden die Fische verzehrt? Welche schmeckten Ihnen da am besten?

Stärkung der Ressourcen (Freizeit):

— Welche Fische kennen Sie (Meer, Fluss, Teich)?

— Wie schaut eine ordentliche Anglerausrüstung aus?

Werteebene:

— Phase 1 und Phase 2 (Freizeit): Ist es schön, die Ruhe beim Angeln zu genießen? Kann man beim Angeln den Alltag hinter sich lassen/abschalten?

— Gemeinsamkeit/Miteinander: Wie ist es, allein die Natur zu genießen? Ist es schön, ein gemeinsames Hobby zu haben?

- **Tiere in Wald und Feld (► „Arbeit" oder ► „Freizeit: Wandern/Ausflüge")**

Erinnerungsanker:

— Jägerhut, Bild eines Gewehrs, Rehkrickerl, Bild/Stück eines Geweihs, Gamsbart etc.

— Tierbilder, Tierstimmen

Biografische Fragen (je nachdem, ob als Beruf oder Steckenpferd):

— Welche Tiere konnten Sie im Freien beobachten? Vom Hochsitz aus? Zeitig am Morgen?

— Waren Sie für die Fütterung/Hege verantwortlich bzw. waren Sie dabei? (Thema „Arbeit")

— Gingen Sie gerne im Wald spazieren/wandern? (► Thema „Freizeit: Wandern")

— Durfte jeder oder durften nur bestimmte Leute jagen gehen?

Stärkung der Ressourcen:

— Welche Tiere leben noch im Wald?

— Was gehört zum Hochwild/Niederwild?

— Was ist die Blume beim Hasen? (aus zwei Bildern auswählen lassen)

— Weitere Ausdrücke der Jägersprache

Weitere Ideen:

— Tiere in der Freizeit

— Reiten

— Zucht von Tauben, Vögeln, Fischen, Kaninchen

— Hühner, Gänse

Serviceteil

© Springer-Verlag Berlin Heidelberg 2017
H. Schloffer, I. Gabriel, E. Prang, *Stundenkonzepte für Menschen mit Demenz in der Pflege*,
DOI 10.1007/978-3-662-52761-0

Kimspiele für Menschen mit Demenz

Ellen Prang

Die Namensgebung beruht auf eine Schilderung in dem Roman „Kim" von Rudyard Kipling über ein indisches Waisenkind, das seine Merkfähigkeit bei seinem Lehrherrn, einem Juwelier, erfolgreich trainiert.

Kimspiele tragen zur Stimulierung der Sinnesorgane bei und sind für Gruppen geeignet, die hauptsächlich von **Menschen mit beginnender Demenz** besucht werden. Voraussetzung ist, dass noch Erfolgserlebnisse erzeugt werden können, die zur Stärkung des Selbstbewusstseins beitragen. Sie werden hier im Anhang näher beschrieben, weil sie zu den gängigen Übungen im Bereich der Aktivierung gehören und mit viel Fingerspitzengefühl zur Förderung eingesetzt werden können, allerdings spielerisch in die Einheit integriert. Um dem Prinzip der Validierenden Aktivierung zu entsprechen, sollten Alltagsgegenstände bzw. Naturmaterialien verwendet werden.

Es gibt **mehrere Varianten**, die den kognitiven Fähigkeiten der Gruppe angepasst werden können. Unbedingt zu beachten ist, dass der **Spaßfaktor** erhalten wird, denn Merk- und Rateübungen können leicht zu Leistungsdruck und Frust führen. Es sollten daher die Ressourcen bezüglich der Merkfähigkeit sehr **sensibel** eingeschätzt und die Lösungen immer **gemeinsam in der Gruppe** erarbeitet werden.

- **Gedächtnis-Kim**

Die Gruppenleiterin legt nacheinander verschiedene Gegenstände (mit 3–4 Alltagsgegenständen beginnen), die zum Thema der Gruppenstunde passen, auf den Tisch oder in die Mitte auf den Fußboden, wenn nicht an Tischen gesessen wird. Zur Steigerung der Merkfähigkeit kann sie eine passende Geschichte dazu erzählen. Die Gruppe betrachtet und befühlt die Gegenstände, um sie sich besser einzuprägen. Danach deckt die Gruppenleiterin die Gegenstände mit einer Decke zu. Die Gegenstände sollen nun von den Teilnehmenden erraten werden. Wird ein Gegenstand richtig genannt, dann kann dieser gleich gezeigt werden. Applaus der Gruppe steigert das Erfolgserlebnis.

- **Diebstahl-Kim**

Es werden Gegenstände abgedeckt (s.o.), und ein Gegenstand wird unter der Decke entfernt, ohne dass die Teilnehmer es sehen. Nun wird die Decke entfernt, und es soll geraten werden, welcher Gegenstand fehlt. Sollte es nicht gelingen, kann der Gegenstand umschrieben werden, indem vielleicht die Farbe oder der Gebrauch genannt wird.

- **Tast-Kim**

In eine Tasche oder einen Textilbeutel werden unterschiedliche Gegenstände (eventuell auch nur ein Gegenstand) gefüllt. Der Beutel wird herumgereicht. Die Teilnehmer sollen die Gegenstände, die sich von der Form stark unterscheiden sollen, erfühlen. Wird ein Gegenstand erkannt, dann nimmt der Teilnehmer ihn heraus, um zu sehen, ob er richtig erraten wurde. Die Erfahrung zeigt, dass bei diesem Spiel Menschen mit Demenz oft der Versuchung nicht widerstehen können, den Beutel zu leeren und nicht verdeckt zu ertasten: in diesem Fall darf der Beutel natürlich ausgeräumt werden.

- **Riech-Kim**

In kleine Behälter werden verschiedene Gewürze (kein Pfeffer) gefüllt, die durch Riechen erraten werden sollen. Außerdem sind Seifen, Parfüms und verschiedene Aromen wie Rum, Vanille, Zitrone oder Kakao und Kaffee geeignet. Es wird immer ein Teil herumgereicht. Wird das richtige Ergebnis genannt, dürfen alle noch einmal schnuppern, damit alle Teilnehmer den Geruch wahrnehmen. Die Duftutensilien sollten zu dem gewählten Thema passen und können wiederholt eingesetzt werden.

- **Gehör-Kim**

Für die Teilnehmer unsichtbar, werden verschiedene Geräusche angeboten. Nach dem Erraten eines Geräusches wird dieses wiederholt, damit alle Teilnehmer das Ergebnis nachvollziehen können. Erst dann erfolgt die nächste Darbietung. Geeignet sind der Einsatz von verschiedenen Musikinstrumenten, Papierknüllen, Wasser laufen lassen oder Geräusche von entsprechenden CDs. Bei Hörbeeinträchtigten ausprobieren, welche Hörproben möglich sind.

- **Geschmacks-Kim**

Diese Kim-Übung eignet sich besonders bei Stundenkonzepten rund um die Themen Küche, Haushalt, Garten, Freizeit.

Jeder erhält eine Geschmacksprobe und soll erraten, was im Glas oder auf dem Teller angeboten wurde. Erst nach dem Erraten der ersten folgen nacheinander weitere Angebote, wie Säfte, Obst, Gemüse, Schokoladen in verschiedenen Geschmacksrichtungen (Diätschokolade für Diabetiker). Es ist sinnvoll, in einer Kategorie zu bleiben.

Weitere Kimspiele und Ideen für die Validierende Aktivierung findet man bei Friese und Prang (2008). Die Sammlung enthält zusätzlich Buchstabenkarten.

Weiterführende Literatur

Feil N (2004) Validation in Anwendung und Beispielen.
Reinhardt, München

Held C, Ermini-Fünfschilling D (2006) Das demenzgerechte
Heim, 2. Aufl. Karger, Basel

Lehr U (2007) Psychologie des Alterns, 11., korr. Aufl. Quelle &
Meyer, Wiebelsheim

Piefke M, Markowitsch H (2010) Gedächtnisbildung und
-umbildung. In: Schloffer H, Prang E, Frick-Salzmann A
(Hrsg) Gedächtnistraining. Springer, Berlin Heidelberg
New York Tokyo, S 27–33

Prang E (2011) Ganzheitliches Gedächtnistraining mit Heim-
bewohnerInnen. Pro Alter 3.2011: 48–52

Röhrich L (2003) Lexikon der sprichwörtlichen Redensarten,
Bd 1–3, 7. Aufl. Herder, Freiburg

Schloffer H, Puck M (2012) Kurzaktivierung in der Pflege.
Bild- und Sprichwortkarten in Themenkreisen. Olzog,
München

Schmidt-Hackenberg U (2003) Zuhören und Verstehen.
Vincentz, Hannover

Statistisches Bundesamt (2003) Bevölkerung Deutschlands bis
2050.10. koordinierte Bevölkerungsberechnung. Statistisches Bundesamt, Wiesbaden

Trilling A et al. (2001) Erinnerungen pflegen. Vincentz,
Hannover

Weltalzheimerbericht 2009 – Alzheimer's Disease
International

Wolf B, Haubold T (2010) Daran erinnere ich mich gern!
Bild-Karten. Schlütersche Verlagsgesellschaft, Hannover

www.alz.co.uk/research/files/WorldAlzheimerReport-
Deutsch.pdf

0.1 Arbeitshilfen

Das Tageszentrum am Geiersberg bietet bekanntes Liedgut aus den Bereichen Volkslieder, Schlager, Weihnachten, Wandern usw., aufgenommen in reduziertem Tempo, als Instrumentalversion oder mit Singstimme an.

Weitere Lieder/Musik und Hörproben zu den Bereichen „Feste und feierliche Anlässe", „Kindheit/ Jugend und junges Erwachsenenalter" sowie „Musik und Geräusche begleiten unser Leben" sind in der Reihe „Hören und Erinnern" enthalten, ebenso Begleitbücher mit Texten und Gedichten (www. tageszentrum-am-geiersberg.de).

Stichwortverzeichnis